臺灣護理發展簡史

發展簡史

台杏文教基金會

―策畫主編―

出版的話

　　本書《臺灣護理發展簡史》是由台杏文教基金會策劃，獲得衛福部「護理及健康照護司」補助出版的成果。非常感謝「護理及健康照護司」對其業務所屬的護理資料收集、護理人文社會關懷精神的推廣加以重視，並鼓勵民間關心醫療人文的團體，投入整理史料加以出版並提供展覽的工作。本書出版後，台杏文教基金會也將巡迴各大專護理院校，舉辦相關臺灣護理發展史的展覽，希望喚起更多護理教育工作者、護理從業人員和學習護理的學生，共同來關心臺灣護理發展的過去、現在與未來，期能提升護理照護的品質促進國人健康的保障！

　　台杏文教基金會是由陳永興醫師倡議、二十多位關心臺灣醫療人文社會的醫界人士共同組成的團體，過去曾經協助高雄市政府衛生局籌設「臺灣醫療史料中心」，也促成「臺灣醫學史學會」的成立，長期鼓勵成員從事臺灣醫療發展史的研究，亦常舉辦有關醫療人文社會關懷的講座和醫學史相關的研討會，近年來也積極籌設「臺灣醫療史料圖書館及故事館」，並且希望能出版一系列醫療人文書籍以及舉辦相關展覽活動。本書的出版是台杏文教基金會跨出的新的一步，將來應該有更多相關出版品問世！

　　本書共分為八章，周傳姜教授詳細介紹了最早期西方現代護理如何跟隨西方醫療傳道工作者的腳步，進入尚未開發的臺灣舊社會，這些護理先驅者和教會醫院在臺灣播下美好的護理種子，迄今已在臺灣開花結果；方惠芳老師與劉玠暘醫師介紹了日治時期現代醫療發展中的護理人員，包括助產人才的培養，以及政府對於護理專業人員的規範；張秀蓉教授收集許多珍貴的史料，介紹臺灣第一位學習現代護理的開拓者——陳翠玉女士在日治時期以及戰後初期對臺灣護理與公共衛生的重大貢獻，特別是她與美援和世界衛生組織的密切關係，得以引進大量資源，協助臺灣護理的發展；楊美賞教授也以親炙鍾信心教授（第二位學習臺灣護理的臺灣女性）的見證，介紹了鍾女士對臺南護校、臺大護理學系以及高醫護理學系的貢獻；邱啟潤教授則是以親身參與臺灣公衛護理發展的經驗，闡述美援、農復會、臺灣省衛生處的重要護理事蹟；胡文郁教授針對臺灣當今護理教育進行回顧並介紹現況，特別是對不同體系的護理教育與人才培養及未來護理教育的走向，有極為專業的探討；陳靜敏教授深入探究臺灣護理人力的流失及對策，並對臺灣護理在國際上的交流發展與未來展望提出精闢的看法；最後則由陳永興醫師挑選十二位對臺灣護理發展具重大意義的護理人物，介紹她們的貢獻。

　　最後再度感謝台杏文教基金會的策劃與衛福部「護理及健康照護司」的支持，並感謝九位作者的共同努力，以及兩位助理陸銘澤、翁嘉綺的協助，本書才得以在短短不到一年

中完成收集資料、寫作編輯、印刷出版的緊迫工作。之後各
地展覽活動也會陸續展開，希望有興趣的讀者共同參與，讓
我們共同打造更美好服務品質的臺灣護理照護！

台杏文教基金會董事長　**陳政宏**
出版計畫主持人　**陳永興**
二〇二四年四月　謹誌

序

為她們的身影致敬

方惠芳／臺灣醫學史學會秘書長

身著一襲白衣，戴上口罩，

溫婉言談中，量測血壓、體溫；

娓娓說明裡，更換管線、抽痰；

翻身、拍背，是病人心靈的撫慰；

換藥、奉藥，是患者苦緒的舒緩；

她走出病房門的身影，是門裡門外的安慰、勇氣與希望！

你我都有這個經驗：曾經在病房區的走廊上，看到護理師在每一間病房中忙碌穿梭；急急進入一個房門，又迅速推車進入另一個房門，傳出的是關懷詢問的聲音。然而在護理師繁忙的背後，經常是過午不食抑或不知晚餐何味的辛勞。在醫學院的教育之中，所諄諄叮囑的「視病猶親」、「痌瘝在抱」，其實總是在第一線的護理人員身上呈現，尤其是痌瘝在抱，幾乎是實務上的描繪。不論傷口如何可怖、不論病情是否具傳染性，她們總是以勇氣與智慧面對。在病房、在ICU、在門診、在手術室、在各診療室，護理師是病人與家屬（乃至各層級醫師）最親近的倚靠、最信賴的朋友。如果

說，護理人員構築了今日功能完善的醫院與醫療體系，絕不
為過。

　　回首往昔必帶來對現今之反省與對未來之思考。

　　臺灣早期護理之發展有三大脈絡，前二者之肇始約是在
1895年前後，第三脈絡則是在二戰結束（1945年8月）之後。

　　一、教會醫療系統之護理。亦即隨著1865年之後西洋傳
教士來臺所逐漸帶來之護理專業與幾位護理師（被尊稱為
「姑娘」），引進了歐洲的南丁格爾精神與護理文化。傳道
醫療經歷日治時期直到戰後，所帶來之護理文化亦持續在教
會醫院及山巔海隅發光發熱。

　　二、日治時期臺灣所引進之日本護理專業。並經由臺灣
總督府訂定之法規建立了護理師（稱「看護婦」）以及助產
士（「產婆、助產婦」）之專業化與證照制度，所建立之護
理文化影響深遠，直至今日。日治末期，已有畢業自日本聖
路加女子專校護士科的陳翠玉返臺，以西式現代化護理理念
推展護理專業，直到二戰後與鍾信心（聖路加畢業）、尹喜
妹等成為臺灣護理主流之一；尤以1949年陳翠玉擔任臺大醫
院護理部主任並於1950年創設臺大護校為標誌。

　　三、國府時期引進之北平協和醫學院與協和醫院之護理
系統。隨著國民政府遷臺，1948年夏德貞擔任臺北護校校長
與1949年遷臺之國防醫學院護理系周美玉（1954創設大學部
之護理系），皆出自協和醫院護理系統，其後影響國防醫學
院與榮總醫院系統之護理專業。1957年起任臺大醫學院護理

學系主任之余道真，早年亦畢業於協和醫學院護理系。

　　臺灣在1951至1965的美援年代，曾經留學美國的陳翠玉與周美玉等人皆有其受重視而推展護理與公衛的功績，並形成美援影響下的護理文化。在政治正確的奧援下，協和出身者在護理學界具有其重要性與影響力。1960至1980年代，隨著臺灣各公私立護理專業學校、護專的創設，乃至各醫學院護理系的紛紛設立，護理發展已逐漸走向今日我們所熟知的面貌；二戰之後護理人員稱為「護士」，而隨著學歷與考證層級的演變，至2013年起皆稱為「護理師」。護理專業，包括其教育課程及培育過程、相關法規與國考認證、護理學會與護理師公會的運作等等，快步邁向現代化專業與國際化交流。然而，在臺灣護理文化底蘊中，此三大脈絡持續存在著，仍有其深刻力量潛藏其間。

　　台杏創辦人陳永興醫師，長年耕耘於臺灣醫學史領域，並用心推介臺灣功不可沒之醫療人物；在其長遠洞見中，深知護理這一廣闊而影響醫療基石的領域，於社會認知中長期遭受忽視，遂有本書之出版與臺灣護理史展覽之規劃。在本書之參與者中，只有張秀蓉教授與筆者是歷史學出身的（筆者長年受張教授指導），我們慣於縱觀時代演變之脈絡與考量時代環境之變遷。相對地，我們觀察到護理學界與臨床護理工作之辛勞與時間緊迫，因此雖經常有因歡慶節日而出版護理紀念書籍或刊物，但多以照片集與人物訪問等基礎資訊為主；對於以社會多元角度詮釋護理工作、對於以歷史縱觀

肯定護理專業價值之浮現，仍是值得深入探討的課題。

　　如何讓護理界、醫療界、乃至一般民眾，稍具深廣度地
瞭解護理的實務與價值、瞭解護理前輩走過的路；她們如何
篳路藍縷、如何蹽溪過嶺、如何在體制壓力下成長、如何在
政治氛圍中堅持理想。而今日，面對現代生活型態的轉變與
社會價值的變遷，更要讓新一代的護理人才認識到臺灣護理
的過去與未來，從而確知自己的定位、選擇與理想的堅持，
繼續高舉南丁格爾的提燈。

周傳姜

美國聖地牙哥大學護理學博士。

經歷：
現任臺灣醫學史學會理事、臺灣基督教史學會理事。
曾任長庚技術學院技術合作處長。
曾任長榮大學護理學系主任、研發長。
彰化基督教醫院專業顧問。
Alice Fisher Fellow 2014, Barbara Bates Center of Study of History of Nursing, University of Pennsylvania.
IASACT Scholar 2009(Institute for Advanced Study in Asian Cultures and Theologies) United Board for Christian Higher Education in Asia.

方惠芳

國立臺灣大學歷史系畢業、歷史研究所碩士。

經歷：
曾任高雄醫學大學現代史講師。
現任臺灣醫學史學會秘書長、《杜聰明博士日記》主編。

劉玠暘

國立臺灣大學醫學系MD。
約翰霍普金斯大學公衛碩士MPH與健康科學碩士MHS。
北卡羅來納大學UNC公衛學院博士候選人。

張秀蓉

國立臺灣大學歷史研究所碩士。

經歷：
前國立臺灣大學歷史系所教授兼主任。
前臺灣醫學史學會理事長。
現臺大醫院顧問。

楊美賞

高雄醫學院醫學研究所基礎醫學組理學博士。

經歷：
高雄醫學大學護理學系教授。
高雄醫學大學學務處學務長。
高雄醫學大學護理學系系主任、護理學院院長。
財團法人信心護理文教基金會董事長（2016-2022年）。

邱啟潤

高雄醫學院醫學研究所基礎醫學組碩士。

經歷：
1988-2016年，高雄醫學大學副教授。
1999-迄今，社團法人高雄市家庭照顧者關懷協會創會理事長。
1999-2002年，兼任高雄醫學大學附設中和紀念醫院護理部副主任。
1991-1992年，借調行政院衛生署專門委員。
1974-1988年，高雄醫學院助教、講師。
1972-1974年，中華民國紅十字會村里衛生護士。

胡文郁

國立臺灣大學護理學研究所博士。

現任：
國立臺灣大學護理學系教授。
臺灣護理教育學會理事長。
道真教育暨研究基金會董事長。

經歷：
國立臺灣大學護理學系系主任／所長暨臺大醫院護理部主任。
臺灣護理學會常務理事。
臺灣安寧緩和護理學會常務理事。

陳靜敏

Indiana University, U.S.A. Health Policy and Health of the Communities博士。

經歷：
2021.08-迄今，國立成功大學護理學系／老年學研究所特聘教授。
2022.12-2024.01，第十屆全國不分區立法委員。
2021.01-2024.01，臺灣護理學會第33屆理事長。
2018.08-2018.11，國立成功大學國際事務處國際長。
2007.08-2011.01，臺北醫學大學老人護理暨管理學系教授暨系主任。

陳永興

精神科醫師、人權文化工作者。

曾任：
臺北醫學院精神科主任。
高雄市立凱旋醫院院長。
高雄市衛生局局長。
羅東聖母醫院院長。
門諾基金會董事長。
民報創辦人。

著作：
《臺灣醫療發展史》、《臺灣醫界人物百人傳》、《臺灣醫界人
物百人傳・續集》等作。

目次
CONTENTS

第一章
教會醫療傳道
與臺灣護理

周傳姜

前言：西方傳教士開啟現代醫療

　　臺灣的現代醫療是在19世紀由西方基督教宣教士引進本土，當時滿清政府與列強簽訂不平等條約，其中開放傳教一項，讓各國宣教士得以醫療為傳教策略，現代醫學因此而進入臺灣。

　　從清末到日治時期，臺灣南部的英國長老教會和北部的加拿大長老教會醫療傳道對醫療現代化具有相當程度的影響與貢獻。日治結束之後，陸續有其他國家及教派的醫護人員來到臺灣，醫療傳道工作一直持續至今。

　　臺灣第一位西醫是1865年受英國長老教會派遣來臺的馬雅各醫師（James Laidlaw Maxwell, MA, MD, 1836-1921）。

　　馬雅各到達府城（臺南）後，在大西門外看西街租屋，開始行醫傳道。沒想到不久即遭遇到漢醫排斥和流言攻擊，甚至引發民眾暴動而被迫離開，前往旗後英國領事館保護區，另設「旗後醫館」。

　　直到1868年，情況稍緩和後，馬雅各才再度回到府城重開宣教中心。事隔三年，累積了經驗，語言也已相當流利，能夠得到病患更多的信任，求醫者日漸增多，多為重病、急症、

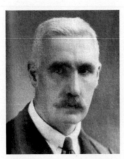

馬雅各二世1901-1923
（圖片：新樓醫院提供）

臨終、難醫或難產者，病患甚至有遠從嘉義或中部慕名而來。

為了中部地區宣教需要，1888年英國長老教會派盧加閔醫師（Gavin Russell, 1866-1892）來臺，1890年創設大社醫館，可以說是當今彰化基督教醫院的先聲。盧醫師醫術精良、十分受到患者歡迎，可惜積勞成疾，於1892年因染傷寒過世。

1895年英國長老教會再派蘭大衛醫師（Dr. David Landsborough, 1870-1957）接續中部的傳道行醫工作。當時患者的照顧主要是靠家屬或是醫師助手，必要時女性病人也會由女宣教士協助，並沒有專業護理人員執行醫囑和護理病人。

隨著醫院的發展，正式護理人員的需求日漸殷切，卻沒有盼到教會派遣護理宣教士前來臺灣。

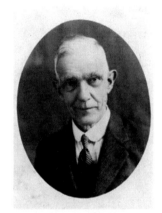

蘭大衛醫師。取自彰基文史博物館https://cchhmuseum.org/archive/detail.php?sid=773

為因應越來越多的求醫者，馬雅各醫師的繼任者安彼得醫師（Dr. Peter Anderson）提出了診所擴建計畫，由英國長老教會出資建立了臺灣第一所現代化醫院——新樓醫院，1900年4月正式開放。醫院設備更新、醫療服務更加進步，當時已設有X光室、紫外線與檢驗室，以蒸氣消毒器材並裝置升降機方便病患上下，醫院常滿床。

一、新樓醫院開啟現代醫療護理人才的訓練

1901年馬雅各醫師之子馬雅各二世（Dr. James Laidlaw Maxwell II）繼承父志，偕妻來到新樓醫院。接任安彼得醫生的院長職務。具有護理背景的馬雅各二世夫人桑德絲女士（Millicent Bertha Saunders, 1871-1961），擔任醫院護理長，也開設訓練班培育本地見習生和護士，早於1923年總督府開放招生的臺南醫院附設看護婦講習所，可視為開創南部護理教育的先行者。

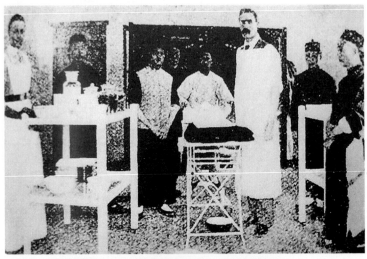

馬雅各二世和桑德絲女士在新樓醫院手術房。（新樓醫院提供）

1909年英國長老教會終於派遣第一批受過訓練的海外護理宣教士，其中之一的孟姑娘（Miss Annie Benning）派駐臺灣新樓醫院。1911年長老教會新任命戴仁壽醫師（George Gushue-Taylor）為新樓醫院院長，戴仁壽醫師夫人彌拉女士（Marjery Miller Taylor）為英國護理學校畢業，除了護理專業技術外，她的音樂素養好，個性活躍，無論在教會或團體的

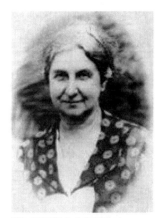

戴仁壽醫師夫人彌拉女士。
引自https://www.happymount.org.tw/about/23

各項活動中，都是一位傑出的領導人物。

　　1911年新樓醫院再度迎來由英國長老教會派遣來臺的護理宣教士富姑娘（Miss Alice Fullerton），以接替因故離開的孟姑娘。富姑娘不僅幫助手術也善於訓練管理，和彌拉女士搭配護理訓練工作直至1916年。

　　教會醫院開設護理訓練班培養本地護士，對於醫療傳道的推展具有相當大的助益，不過護理工作受到當時社會傳統文化影響，除了基督徒，本地女子學習或從事護理工作仍受到很大阻力，為鼓勵更多人認識並投入護理工作，1918年新樓醫院院長戴仁壽醫師曾在臺灣府城教會報撰文，特別提到臺灣醫院訓練看護婦的重要。他寫道「看護婦意義是『好人

應照顧病人，健康的人要保護有病的人」所以是很有意義的
工作」。至於從事護理的基本要求，戴醫師指出「白話字讀
寫能力及基督教信仰」是當看護婦的主要條件（註：此處白話
字意指一種以羅馬字母書寫的閩南語，十九世紀時由基督長老教會於福建
廈門創設並推行的拼音文字）。戴醫師也在文中表達他對醫院護
理教育的期待，他希望英國的宣道會能再派護理宣教士來設
立一間修業三年的護理學校，招生條件為：（一）公學校或
女學校畢業，（二）認識白話字，會唸、會寫，（三）會友
或慕道友，（四）個性溫柔，勤勉不懶惰，善體貼病人，
（五）身體勇健，年齡介於18至25歲。

二、第一本臺灣護理教科書

為了提供嚴謹的護理教材，戴仁壽醫師以白話字編寫
內外科護理學一書，內容包括解剖學、生理學、普通看護
學、外科看護學及內科看護學，此書主要是以倫敦蓋氏醫院
（Guys Hospital）Miss Oxford所著的護理手冊為藍本，再改
編為適合本地需求的內容，戴仁壽醫師夫人彌拉護理長以專
業的知識、能力，用心地閱讀全稿並做了內容修正。此書於
1917年出版，成為「臺灣第一本臺語護理教科書」。

這本蓋氏醫院護理手冊亦有漢字翻譯本，書名「看護要
義」由中華護士會第一位華人會員Mrs. Bayard Lyon（鍾茂
芳）翻譯，1913年由北洋女醫學堂刊印，為中國早期護理主

要教材。不過可能這本漢
文譯本並不適合臺灣人使
用，戴仁壽醫師編寫白話
字教本後，也準備另出一
本淺顯的文言本，可惜最
後沒有完成。

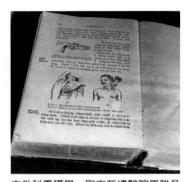

內外科看護學。取自新樓醫院馬雅各
醫學紀念館
https://www.sinlau.org.tw/mode02.
asp?m=201102171435042&t=sub

　　1918年戴仁壽醫師在
新樓醫院任滿八年，辭
職返英繼續進修。受到
大戰影響，新樓醫院呈
現衰退的狀況，1918馬雅各二世繼續接任院長，著手重建醫
院。夫婦兩人經常帶著助手、藥品，從事環島巡迴的醫療傳
道，也曾深入到原住民居住的地區。此外，還致力於推行
戒改鴉片、性病防治、並關懷痲瘋病患。1923年馬雅各二世
醫師應中國「博醫會」（China Medical Missionary Association,
C.M.M.A.）之聘，出任執行幹事，離開臺灣前往上海，夫人
桑德絲女士隨行。

三、馬偕醫院開啟北部現代醫療護理

　　北部醫療傳道方面，1871年底加拿大長老教會派出第一
位海外宣教士馬偕牧師（George Leslie Mackay）抵達打狗，次
年即北上到淡水。馬偕牧師不是醫師，但深知醫療在傳道上

的重要，先後跟淡水外國商行醫師林格（Dr. Ringer）學習醫藥及臨床經驗，也向另一位約翰生醫師（Dr. Johansen）學習。當時因人們衛生習慣不好，加上嚼食檳榔情況普遍，患牙疾情況十分普遍，馬偕選擇替人拔牙傳道，治療牙齒病痛廣受民眾歡迎。此外，馬偕帶來的奎寧水（quinine）對當時民眾引以為苦的瘧疾具有特效，也使得求診者日增，原傳教處所不敷使用，1873年另租民房為診所，1879年購地設新醫館，由馬偕博士、林格醫師和第一位加拿大教會派出的醫療宣教士華雅各醫師（Rev. J. B. Fraser）合作看診。1880年美國底特律馬偕夫人為紀念亡夫馬偕船長，捐款贊助北臺灣醫療傳道，馬偕因此得以重建一全新的醫院，將之命名為「偕醫館」，1880年到1890年診治病患眾多，但醫館在馬偕過世後停診，直到1906年長老教會派具有牧師與醫師資格的宋雅各（Rev. J. Y. Ferguson B.A., M.D.）來臺，才重開診。醫館後來自淡水遷移至臺北並擴建更名為馬偕紀念醫院，1912年12月底馬偕紀念醫院落成，由宋雅各醫師擔任院長。1913年由北部第一位護理宣教士烈以利姑娘（Miss Isabel Elliot, 1881-1971）負責護理部，擔任看護長並開辦「看護婦訓練班」。

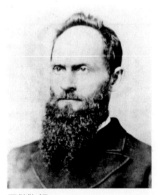

馬偕牧師。

烈以利姑娘是加拿大人，畢業於美國紐約的法拉盛護士學校，由加拿大長老教會差派到臺灣。受到第一次世界大戰的影響，馬偕醫院曾在1918年到1924年間停診。1923年，烈姑娘被借調到中部的彰化基督教醫院六個月，1924年加拿大長老教會派吳阿玉姑娘（Miss Gretfa Gauld）及吳花密醫師（Miss Flora M. Gauld）來臺，使停辦的馬偕醫院及護理訓練班得以再開辦。1927年烈以利姑娘轉往彰化基督教醫院擔任看護長，吳阿玉姑娘正式接任馬偕醫院看護長至1930年。1931年前往新樓醫院服務，馬偕看護長由和為貴姑娘（Miss Hildur Hermanson）接任至1940年。

有關日治時期長老教會醫院開設之護理訓練班及護理工作情形，目前資料最完整的為馬偕紀念醫院，以下以馬偕為

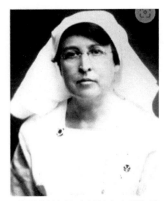

烈以利姑娘 取自彰基文史博物館（cchhmuseum.org）

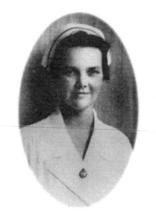

吳阿玉護理長（圖片：新樓醫院提供）

例，介紹訓練班學員在院修課，見習服務，結業後留院服務概況。

教會醫院，強調工作人員須展現基督的大愛，宣教士對服務的要求特別高，訓練也十分嚴格。為確保訓練成效，學生入學必備的是教會牧師或長老介紹信。訓練班招生依醫院需要，入學及畢業時間不固定。授課科目有解剖學、生理學、看護學及繃帶學四科，教師主要由在國外受護理及醫學教育的宣教師及醫師擔任。1918年後教材使用戴仁壽醫生編著的「內外科看護學」，戴醫生也在床邊教學，主要以臺語授課。入學前要經過熟悉期約四至五個月，參與病房及病患清潔工作，之後學習方式為週一至五在不同科學習，週六到痲瘋病院學習。基本上是師徒制，學生跟著護理長學習照顧病人。因為醫院工作非常忙碌，教學時間並不多，往往需要自學，學生邊讀、邊做、邊學。訓練班學理和技術並重，學生必須通過各科考試，三年成績合格，才能拿到醫院核發的證明書。

烈以利姑娘開創了夜班制，病人家屬晚上不能留在醫院，看護工作交給值夜班護士。初期護理人員分日夜兩班，每班十二小時，白班是上午七點到晚上七點；晚班接續至次日上午七點，上班中間可以休息三小時外加吃飯半小時。後來分白班、大、小夜三班輪值，每班八小時。每位護士一兩個月輪換一種班別。醫院早期有外國籍男護士，做的是醫師助理的工作，後來也有馬偕訓練班出來的男護士。由於教會醫院具有醫療傳道的使命，對於病患的信仰關懷也非常重

視，醫師常常白天到床邊慰問患者，了解病情變化與需要。
晚上醫院會安排講道，週日主日崇拜，護士每日早晚工作前
都安排靈修祈禱，醫院還組織了護理人員唱詩班。

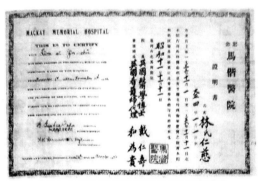

馬偕紀念醫院看護婦訓練班中英文畢業證書
昭和十一年（西元一九三六年）十一月十一日發

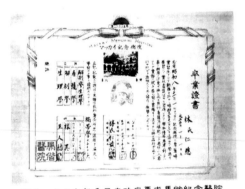

西元一九三九年受日本政府要求馬偕紀念醫院
看護婦訓練班畢業證書改為日式之畢業證書
馬偕醫院看護婦訓練班畢業證書。引自林仁慈訪問紀錄

四、護理人員資格考試的要求

　　教會醫院護理訓練班以白話字教學，在面臨1924年臺灣總督府公布臺灣看護婦規則後，遇到了挑戰。該規則要求受過訓練的看護婦皆要參加資格考試，及格後方准執業，然而畢業於總督府醫院看護婦、助產婦講習所或經總督府指定之私立看護婦學校或講習所者除外。1938年日本政府以馬偕醫院護理人員未持有看護婦執照，限期改善否則必須被政府徵收。戴仁壽院長對教會醫院的訓練很有自信，認為不需要再教育，便派訓練班畢業的林仁慈護士去考證照。據林仁慈口述，當時考試是以日文應試非常不容易，在醫院日文用得很少，畢業上班時若有空閒，戴醫師會要求大家看聖經（白話字），未對日文尤其是醫學名詞有更多接觸機會，經過一番努力，林仁慈終於通過檢定考試獲得臺北州看護婦執照，馬偕醫院也因此沒有被日本政府徵收，得以保留教會醫院醫療文化，繼續開創先進的醫療技術與護理。

　　1939至1941年，外國宣教士因二次世界大戰陸續離開臺灣，馬偕醫院看護長及訓練班教務就由當時院內唯一領有日本看護婦執照的林仁慈女士接手。因為缺乏教科書，護理的部份採自編講義，醫學則由資深醫師教授。馬偕醫院在1943年被臺灣總督府衛生課強行徵用，喪失教會醫院精神，1945年戰後停辦，看護婦訓練班亦隨之停辦，直到1948年才成立

護士訓練班。自1912至1944年看護婦訓練班總共有103名學員
完成訓練。

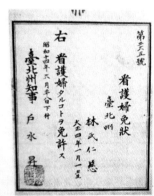

昭和十四年（西元一九三九年）六月二十八日獲得
台北州看護婦執照（第二六五號）

臺北州看護婦執照。引自林仁慈訪問紀錄

五、彰基開啟中部現代醫療護理

　　在中部醫療宣教方面，百餘年前在彰化地區，有一句流
行的順口溜：「南門媽祖宮，西門蘭醫生」。蘭大衛醫生與
梅監務牧師（Rev. Compbell Naismith Moody, 1865-1940）兩人
在中部地區合作，蘭醫生肩負起醫院的醫療工作，而梅牧師
則負責開拓教會。雖然當時在醫院中，已有蘭醫師訓練出來
的醫生們從旁協助，但仍然缺乏專業的護理人員。繁重的病

患照護工作，常讓人覺得力不從心。

　　1919年終於迎來第一位護理宣教士洪伯祺姑娘（Miss Margaret Christian Arthur），為這位長久期盼而來的專業護士，醫院舉行熱烈的歡迎儀式。洪姑娘來臺後先接受語言訓練，不到兩年的時間，就正式加入醫院的護理服務團隊。1921年洪姑娘和梅監務牧師結婚，婚後的洪伯祺姑娘，為了全心協助、照顧梅牧師，不得已辭去了醫院的護理職務，專心傳福音的工作。醫院繁重的壓力又開始降臨在蘭醫師身上，1923年烈以利姑娘因馬偕醫院暫時關閉，便借調到彰化基督教醫院接替洪伯祺姑娘，在停留的六個月期間，充分展現她在北部的豐富管理經驗，將醫院整頓得煥然一新，還為醫院訓練了三位護士，這三位護士在她借調期滿返回北部後，為蘭醫師分擔不少照護工作。不過蘭醫師對於醫院護理專業訓練仍有一定的期待，1926年鹿港教會林照牧師推薦家境貧困的蔡巧至彰化基督教醫院學護理，蘭醫師接納蔡巧，但要求她至馬偕醫院念三年書再回彰基工作。可見當時馬偕醫院護理訓練班的專業品質是受到蘭醫師的肯定與信任的。蔡巧完成在馬偕醫院的護理訓練後又多留一年學習助產，考過檢定取得執照後，返回彰基服務。自1927年起，烈姑娘接受英國長老教會的差派，赴彰化基督教醫院擔任看護長，制定24小時兩班制，日夜輪班護理照護工作，採功能式護理，並規範訂婚後必須離職。1928年彰基發生廣為人知的「切膚之愛」的故事，蘭醫師夫人連瑪玉女士為救腿傷少年周金耀

免於截肢，自願切除自己皮膚做移植，周金耀在住院期間，
受到烈姑娘相當多的照料。烈以利姑娘注意到彰化城周遭許
多小村落，居民環境衛生不好，易染疾病，便設立「巡迴護
士」，教育民眾衛生保健。烈以利姑娘在彰基繼續開辦看護
訓練班，因烈以利在馬偕和彰基都有學生，馬偕醫院辦網球
賽也會邀請彰基護理人員北上參加。

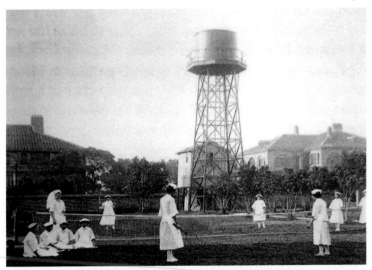

馬偕醫院辦網球賽邀請彰基護理人員參加。引自彰基文史博物館（cchhmuseum.
org）

　　至於派駐在臺灣和內陸護理宣教士的互動，目前可以查
到的是在中華護士會辦的護士季刊1922年10月社論提及該刊
物草創不易，三年漸有所成，特別感謝有人自臺灣一次訂閱

五年；1922年4月刊出護士會大會會議紀錄，其中宣讀博醫會
（CMMA）來信，提到高士蘭醫師（Dr. Cousland）介紹戴仁
壽醫師（Dr. Gushue Taylor）所著有關看護的書給博醫會，是
一本以羅馬注音的廈門土語寫的新書，同時正在預備淺顯的
文言版本；1929年4月，中華護士會永久會員名單上有來自臺
灣的伊女士（Miss Isabel Elliott, Taihoko, Formosa）顯示派駐在
臺灣與大陸的醫護宣教士們有一定程度的交流。

六、醫療傳道與痲瘋病患照護

　　醫療傳道還有一個重要的貢獻就是痲瘋病的救治，當時
對痲瘋病的起因和醫療成效尚未有定論，大多數人認為其具
有傳染性，醫護宣教士不畏危險，願意投入救治，充分展現
了犧牲奉獻的心志，也讓民眾感受到他們對土地與人民的認
同與關懷，馬偕、彰基和新樓三所教會醫院均設有痲瘋病特
別門診。戴仁壽醫師自1911年就注意到痲瘋病患的需要，經過
多方努力，終於得到倫敦和加拿大痲瘋病救治協會和日本總
督府的支持與資助，1931年在八里興建痲瘋病院，1934年落成
的「樂山園療養院」，是臺灣史上第一座療養院。戴醫師夫
婦幾乎傾全力照顧臺灣的痲瘋病患。戴仁壽醫師夫人彌拉女
士與先生從新樓、馬偕到樂山園，無怨無悔協助先生的醫療
宣教事工。戴醫師不在時，樂山園就由夫人彌拉女士管理，
她對病患的照顧是身心靈全面性的，彌拉的音樂素養好、個

性活潑又善於帶領活動，常教導園民唱詩歌，來消弭心中憂傷與無助。1937年戴仁壽夫妻休假，英國長老會安排吳阿玉姑娘離開臺南新樓醫院的護理工作，轉往八里樂山園代理院長職務至1938年，除了身心靈全人照顧，吳阿玉姑娘也曾在臺灣教會公報發表文章，宣導痲瘋病的正確觀念，以期民眾對痲瘋病患者給予更多關懷和理解。1940年戴醫師夫婦與其他外國宣教士一樣，被日本政府驅逐出境，離開了樂山園。

七、戰後教會醫療對護理發展的貢獻

　　1945年第二次世界大戰結束，臺灣脫離日本統治，由國民政府接收，醫事教育進入擴充期。1947年設立臺灣省立臺北高級醫事職業學校，招收護理與助產科學生，是臺灣地區第一所正式的護理學校，1949年兩岸分治，國民政府由大陸遷來臺灣。大陸在無神論的共產黨統治下，宣教士多被驅逐或受迫害，部分轉來臺灣。過去以英國和加拿大長老教會為主的醫療傳道也變得更多元，而且不僅是基督教，也有天主教會設立醫院與護理學校。教會醫院多設立於偏鄉或資源缺乏之處，對於臺灣醫療發展及民眾健康照護繼續發揮影響並有相當的貢獻。1949年後設立的教會醫院，臺北郊區有天主教耕莘醫院，羅東有天主教聖母醫院，桃園有天主教聖保祿醫院、中部有埔里基督教醫院，雲嘉地區有天主教若瑟醫院、聖馬爾定醫院，嘉義基督教醫院，高雄有天主教聖功醫

院，最南端有屏東基督教醫院和恆春基督教醫院，臺東基督教醫院，花蓮則有基督教門諾醫院。

　　在護理學校方面，為教會醫院護理需求自行招生訓練的，除了既有的彰基與馬偕之外，在以原住民為主的花蓮與埔里，又新增了門諾與埔基護校。這四所教會醫院護校，一如以往，學生入學需經牧師推薦，就學期間安排聖經課與禮拜。師資與課程比照歐美護理學校、訓練嚴格，尤其重視教師之身教。1967年政府通過護士檢覆考試制度、評鑑制度，所有護理學校皆須符合政府要求辦理，通過立案的學校，其畢業生始能參與檢定考試，取得執照。四所護校中除了馬偕護校在1970年被核准立案，其餘均因故未完成立案而停止招生，教會醫院自行開設護理學校配合醫療傳道的模式終於結束。值得注意的是未立案教會護士學校畢業生不凡的表現，例如埔基護校第九屆畢業生島阿鳳榮獲第二屆醫療奉獻獎，她不畏艱辛遠赴偏遠地區照顧痲瘋病患，邊換藥邊以歌聲安撫病人，令人動容。一位在彰基服務多年的護士，觀察到畢業於彰基護校的年長同事普遍具有熱忱、不自私、耐心、有責任感的特質，且能主動接觸病人，流露關懷的作為。

　　天主教在臺設立的護理學校計有耕莘護校（成立於1971年，現名耕莘健康管理專科學校）為故臺北總教區總主教羅光先生創辦；聖母護校（成立於1964年，現名聖母醫護管理專科學校），由隨國民政府遷臺的天主教靈醫修女會創辦；崇仁護校（1971年，現名崇仁醫護管理專科學校）創立者為

天主教中華聖母傳教修女會。雖然三所學校創校者皆先創立
醫院，為培育護理人才再開辦學校，與前述基督教醫院附設
護校不同的是，天主教護理學校和醫院並無直接隸屬關係。

八、教會醫療護理人員的奉獻和愛

　　護理宣教士在臺灣留下許多典範，除了紮實的專業知
識技術，更令人感佩的是對土地和人民的認同與愛。自從醫
療奉獻獎舉辦以來，以護理身分獲獎的宣教士不在少數，例
如白寶珠姑娘（Marjorie Ingeleiv Bly）照顧痲瘋病人，在澎湖
長達54年的時間，都沒有離開過。更可貴的是，她的表現，
幾乎讓澎湖成為全臺灣照顧痲瘋病人之醫療工作典範，還被
世界衛生組織評鑑為最合乎人性的醫療照護。馬立娜宣教士
（Leena Marjatta Matikainen）長期獻身於醫療人力缺乏的恆
春半島，持續提供痲瘋病、結核病、中風等慢性病患居家照
護，並主動拿錢、捐血幫助病人；在臺後期還致力於老人照
護、外籍新娘等社會問
題，總共在臺服務30年。
何華珍修女（Hilda van
Hoolst）投入早產兒及失
智老人照顧，在臺服務
52年。林惠仁修女（Mary
Ellen Kerrigan）為感染愛

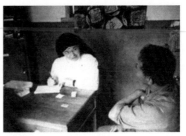

林惠仁修女（圖片：臺大健康電子報）

滋病毒的受刑人提供醫療及心理照護，在臺服務49年。

總結：護理的本質和初心永遠傳承

　　臺灣早期的西式護理與醫療傳道有很密切的關係，雖然首位具有護理背景的馬雅各二世夫人，來到新樓醫院擔任護理長並開設訓練班時，臺灣已進入日治時期，在日本統治下已有制度化護理，但臺灣人學習和從事護理工作的機會有限，教會醫院仍為本地人的優先選擇。教會醫院護理管理與教育由具護理背景的醫師夫人（如桑德絲和彌拉女士）和海外護理宣教士（如烈以利和吳阿玉姑娘等）負責，進入教會醫院從事護理也以基督徒為主，強調須展現基督的大愛，宣教士對服務的要求特別高，訓練也十分嚴格。戰後結束日本統治，臺灣由國民政府接收，醫療宣教除了基督教長老教會，也有天主教和更多自大陸輾轉來臺的其他國家與教派，開設教會醫院、照護機構或護理學校，多以偏鄉或資源缺乏地區為主。如今臺灣的護理專業已獨立發展，早已不再是附屬醫療傳道的一部分，但值得深思的是如何讓選擇走入護理的人，都能在人們需要的地方看到責任？堅定而持久地全心投入這個助人的專業，讓護理的愛和服務精神及紮實的訓練永遠長存在人們的心中。

參考資料

鄭仰恩（2001）‧基督長老教會醫療宣教小史‧新使者雜誌，66，
　　5-11。

鄭仰恩、江淑文主編（2013）‧信仰的記憶與傳承~臺灣教會人物檔
　　案‧臺灣教會公報社。

鄭仰恩（2005）‧定根本土的臺灣基督教‧人光。

沈宴姿總校閱（2000）‧林仁慈女士訪問紀錄‧中華民國護理學會。

張文亮（2005）‧一把剪刀，幫助千百人～蔡巧與臺灣初期護理‧校園。

董英義、陳秀麗（2010）‧臺灣癩病患者的守護天使~戴仁壽醫師傳‧
　　臺灣教會公報社。

連瑪玉（2005）（再版）‧蘭醫生‧彰化基督教醫院。

潘稀祺（1998）‧新樓情•舊相簿‧臺灣基督長老教會新樓醫院。

潘稀祺（打必里‧大宇）（2004）‧臺灣醫療宣教之父~馬雅各醫生
　　傳‧財團法人臺灣基督長老教會新樓醫院。

余玉眉編著（2019）（第3版）‧臺灣推動進階護理的典範:白寶珠女
　　士‧道真護理教育研究基金會。

未列作者（1922）‧社論‧護士季報，3（4），1。

未列作者（1922）‧中華護士會第四次會議紀錄‧護士季報，3（2），8。

未列作者（1929）‧中華護士會消息‧護士季報，14（2），53。

潘稀祺（2018）‧臺灣護理教育的開創者～馬雅各二世夫人：桑德絲
　　護理長‧路加雜誌，354，19-22。

陳美玲（2016）‧女宣教師腳蹤／護理先鋒烈以利姑娘‧女宣雜誌，
　　422期，10-19。

周傳姜（2007）‧運用歷史的思考看護理的發展‧護福，175，2-5。

林信堅（1976）‧戴仁壽醫師親用的鉅著《內外科看護學》‧臺灣教
　　會公報，1976年11月7日第4版。

林慧屏（2009）‧埔里基督教醫院附設護士學校（1958-1970）之個案

研究‧碩士論文，長榮大學。

錢美容（2013）‧護理生命歷程經驗之敘說研究——以臺灣教會醫院附設護校畢業護理人員為例‧碩士論文，長榮大學。

李雪萍（2024）‧臺灣第一家西醫醫院的守護者～吳阿玉姑娘‧碩士論文，長榮大學。

網路資料

協會簡介——臺灣教會醫療院所協會（tchca.org.tw）

聖母醫護管理專科學校——校史沿革與大事記（smc.edu.tw）

天主教崇仁醫護管理專科學校校史沿革
https://www.cjc.edu.tw/Front/KnowChongren/SchoolHistory/Page.aspx?id=nczTcFIYBNg=

耕莘健康管理專科學校 校史、現況
https://main_chinese_html.ctcn.edu.tw/ctcnData3.htm

馬偕紀念醫院（無日期）‧重要事紀。
https://www.mmh.org.tw/webpage.php?id=5

財團法人厚生基金會（無日期）‧醫療奉獻獎。
http://www.hwe.org.tw/Html/AwardWinnersList

第二章

日治時期臺灣護理之進程：
助產婦與看護婦

方惠芳，劉玠暘

一、前言

1894年中日甲午戰爭清廷戰敗，1895.4.17清廷與日本簽訂《馬關條約》、5月8日生效，臺灣劃歸日本所有；1895.6.17首任臺灣總督樺山資紀宣布在臺灣「始政」，臺灣的日治時期於焉開始；此至1945.8.15日本戰敗宣布投降為止，為臺灣的日治時期。

臺灣日治時期大約可劃分為三時期：

一、1895-1919年，總督為軍職出身，實施「六三法」。最具代表性的統治者為總督兒玉源太郎與1898-1906年擔任民政長官的後藤新平（推展生物學原則之殖民政策）。曾任醫師的後藤新平對臺灣之醫療公衛規劃具重大影響。

二、1919-1937年。1910年代日本國內正值大正民主時期。首任文官總督田健治郎於1919年派任臺灣，以同化政策（內地延長主義）為統治基本方針，（內地，指日本本土）；例如進行日臺共學制度，影響教育制度之轉變。

三、1937-1945年，從中日戰爭七七事變開始至二戰結束。臺灣隨著日本進入戰爭時期，恢復武官總督，推行皇民化政策。因戰爭而陸續徵調軍伕、軍人、乃至戰地護理人員。

臺灣在清治時期（1683-1895年）本無護理師與助產士等職業，直至19世紀後半葉，仍「對於生產的衛生觀念抱持幼稚的看法。以往是請助產經驗豐富的『先生媽』或是家人、

鄰居等有相關經驗的人接生，此情況不少，高居不下的新生
兒死亡率大概與此有相當程度的關係」[1]。

　　在醫療體系之中首先引進西方近代護理工作，可能是在
1860年代之後的教會醫療，但主要引進的年代則是在20世紀
初年。如著名的醫師馬雅各二世（Dr. J. L. Maxwell II）於1901
年偕妻來到臺南新樓醫院，其妻（M. B. Saunders）擔任醫院
護理長也開設護理訓練班。在本書第一章主題「教會醫療傳
道與臺灣護理」已有詳述，本章不再贅述。

　　台灣自古被稱為「瘴癘之地」，熱帶性疾病與傳染病
經常肆虐，在日治初期成為最強大之抗日力量，日軍領臺之
初死於傳染病者遠超過死於戰事者[2]。領臺之後，首先推動
醫療體系與醫學教育，1896年臺灣南北各大城立即設立公立
醫院。總督府臺北醫院成立於1895年大稻埕，1896年底遷東
門，1897年臺北醫院附設土人醫師養成所，1899年開設總督
府醫學校。隨著醫院之設立與成長，護理工作的需求呈現，

---

[1]　丸山芳登《日治時期臺灣醫療公衛業績》〈設施篇 第三章 醫療相關
　　人員 第三項 產婆〉，～張秀蓉編註《日治臺灣醫療公衛五十年》台
　　大出版中心2012，P.297-298。

[2]　1895年3月日軍於佔領澎湖，戰場傷亡輕微，總計死亡3人，受傷27
　　人。但澎湖日軍部隊隨即爆發傳染病流行，以霍亂最為嚴重，日軍
　　總數為6194人，霍亂患者1945人，病死者多達1247人。1895年5月至
　　11月，日軍征臺戰役的傷亡總計：戰死164人、負傷515人、病死者
　　4,624人，患病者26,094人，後兩項總數超過日軍動員總數的二分之
　　一；病死者是戰死的28倍之多。以傳染性疾病為主，日軍患者以熱
　　病瘧疾佔多數，病死者則以霍亂為最多。～國家圖書館〈醫療衛生
　　歷史篇〉《臺灣記憶展覽》。

但初期之醫院醫療與護理人員皆以日籍為主，病人亦以日籍為主。在臺灣社會之需求中之護理工作首要者，為產婦生產之接生工作；因此產婆（助產婦）之培養與認證，成為當務之急。

二、日治時期助產士法規與制度之建立

日治時期助產士稱為「助產婦」或「產婆」，其法規制度的建立實早於護理師之正式規程，而且有「認證」之急迫性。明治40年（1907）7月 府令第五十一號《臺灣總督府助產婦講習生規程》，內容共十七條，主要為：

第一條　助產婦講習生應習得輔助生產及照顧新生兒之必要技術。

第二條　培育講習生一切事務，由臺灣總督府醫院長掌管。……

第四條　講習生須符合以下各項資格：

（一）年滿十六歲以上、四十歲以下之本島人女子，且品行端正、身體強健者。

（二）具臺灣總督府公學校第三學年以上學力，然經醫院長同意者不在此限。…

第七條　講習生得入住宿舍，並發給食費一日十八錢以內、津貼一日五錢，獲准通學者應發給津貼一日十五錢。

　　第九條　……或畢業後未擔任助產婦滿五年以上者，應將已受領之食費及津貼全數歸還。

　　第十一條　講習期間為一年半以內，……：

　　（一）預科六個月以內。學習本科科目所需之基礎課程。

　　（二）本科一年以內，上學期：妊娠、分娩、產後之生理及模型演習。

　　下學期：妊娠、分娩、產後之生理、新生兒疾病論、育兒法及實地演習。

　　第十四條　依前條取得畢業證書者，得以助產婦為業。……[3]

　　從以上得知，成為助產婦講習生必須是臺灣人女性（本島人女子），具有公學校第三學年以上學力，即具備日文基礎能力。對講習生供應食宿，但畢業後必須至少擔任助產婦滿五年以上，此為義務。助產婦講習生事務，由府立各地醫院院長掌管，亦即附設於府立醫院內。講習期間為一年半以內，課程內容可見於第十一條。目的在於考試合格後得以快速擔任助產士，以應臺灣社會之急需。

　　總督府於1907年根據府令五十一號訂定《助產婦講習規程》，「在臺北醫院設置養成所提供臺灣人女子官費教育，對修完一定研習課程的人施予檢定，通過者給予開業資

---

[3]　《臺灣總督府助產婦〔助產士〕講習生規程》～張秀蓉編註《日治臺灣醫療公衛五十年》台大出版中心2012，P.378-380。

格。」[4]也就是對於臺灣女性提供助產士的研習課程，檢定合格者可以取得助產士的開業資格。1907年此一規程之訂定與實施是日本領臺後的第12年，正式培養臺灣女性從事助產士之管道。

1922年，《助產婦講習規程》修正。「為兼顧日本人的需求，附設產婆培育機構，此機構除設立於臺北醫院內之外，也另於臺中、臺南兩醫院增設。」[5]從1906-1922年助產教育是「產婆」與「助產婦」雙軌並行的制度。在這段期間「產婆」指的是日籍（內地人）的新式產婆，「助產婦」則是專指臺籍（本島人）的新式產婆。[6]其後，各講習會是共學的。

1923年，更進一步，根據府令七十一號制定《臺灣產婆試驗規則》，給予私人產婆養成機關（例如各婦產科醫院附設之產婆訓練）之結業畢業生，能夠參加考試，通過該試驗（考試）的人即可擁有產婆資格。此外，即使未獲得上述資格，但經由各地方政府之知事及廳長對於該人員的技術與品德審定並判定適合產婆行業者，給予在特定地區與期限開業許可（此乃限地產婆）[7]；限地產婆有如限地醫，其開業的地區範圍與執業時間年限皆有限制。

---

[4]　丸山芳登，同註1。

[5]　丸山芳登，同註1。

[6]　黃子寧〈日治時期新式產婆與基督教的關係〉《臺灣史研究》2023。

[7]　丸山芳登，同註1。

三、日治時期護理師法規與制度之建立

　　1897-1898年臺北醫院招募護理師見習生並培訓完成，進入醫院服務，可能是日治時期護理師養成之濫觴。持續至1901年仍可看到臺北醫院之護理師見習生之招募。原先護理人員的需求，是以各地府立醫院為主；因應醫療的進步，各地衛生所與私人診所也有護理師（護士）之需求。相對於此，培訓醫院與見習生嚴重不足。

（一）於1898年臺北醫院第一回年報中有募集護理見習生予以培訓之資料：在1897年9月募集，報名者有十餘名，由臺北醫院之醫師選出數名為見習生並由醫師擔任講師；「教授必要之學科（解剖生理學概論、一般看護法、內科看護法、外科看護法、眼科看護法、傳染病看護法、消毒法論、器械學、繃帶學概論、手術輔助等）」[8]並於病房等處進行實習。1898年5月有8名畢業生及2名講習生。

（二）1899.5.10臺灣總督府臺北醫院「見習看護婦募集」廣告刊登於《臺灣醫事雜誌》廣告頁，分為四個層級的募集，可見當時台北醫院護理人員缺乏的程度，需才孔急。招募對象為18至40歲。甲科須初中畢業，是正

---

[8]　張秀蓉編註《日治臺灣醫療公衛五十年》台大出版中心2012，P.436。

式召募並於研習後通過考試後即可聘為正式護理師；乙科為小學畢業者，研習通過後進入甲科再研習；丙科，無前述學歷但能閱讀日文者也可以入乙科的；再不然，也可以來醫院擔任「護理志工」的。[9]

（三）從1901年「臺北醫院養成看護婦第五回講習」，可以看到前述「甲科、乙科」之課程安排與課程內容。此時的護理學習者之名稱有：見習生、講習生、學生等，有如今日稱護生。第五回講習的學生：甲科13名、乙科14名。「乙科等同醫學校之預科，甲科等同醫學校之本科。……

甲科分為三學期授課：〔第一學期〕臺語、一般看護法、傳染病者看護法、解剖及生理學、繃帶學、器具學。〔第二學期〕臺語、解剖及生理學、各種看護法、精神病者看護法、眼科看護法、手術輔助、患者搬運法。〔第三學期〕臺語、解剖及生理學、治療輔助、衛生學、電力使用法、眼科看護學、急救療法、按摩法、患者搬運法、婦產科看護法。

---

9 「因本院見習看護婦有數名缺額，如滿十八歲以上，四十歲以下，身強體壯且有意願者……盡速向本院申請。修習甲科者，需為高等小學校全科畢業或具備同等學力者。修畢看護學課程並通過測驗後，可獲得許可證並聘為看護婦。修習乙科者，需為尋常小學校全科畢業或具備同等學力者。修畢乙科課程後將編入甲科。修習丙科者，為不具備前二科之學力，但具備閱讀日文文章之能力者。如有意願，亦可直接修習乙科。有心修習看護學者，可擔任看護婦志工，依其意願修習課程或於病房值勤。」

乙科：算術、閱讀、習字、看護法概論。」[10]

在甲科第一學期課程中即已安排「傳染病者看護法」，顯示傳染病在當時臺灣環境與就醫狀況中之重要性；臺語是必要課程，也顯示臺籍病人的增加。甲科三學期總共修業時間大約一年，通過考試即可取得畢業證書，並在臺北醫院成為正式護理師。

（四）1914年，臺灣總督府公布《看護婦講習規則》，允許醫院與診所自行設立看護婦講習會，培育初等護理人才以供原醫院與診所所用。也形塑醫護間教學從屬之關係。

（五）鑑於看護婦資格及相關業務的成長有管理之需要，必須確認經過哪些講習所的檢定認證者，是可以明確具有護理師資格的。

「大正10年（1921）根據府令第十八號訂定看護婦規則，畢業於臺灣總督府醫院看護婦助產婦講習所的看護婦科、通過看護婦試驗、或於臺灣總督府指定的看護婦學校或看護婦講習所畢業的學生可獲取看護婦資格。

除了11間府立醫院不需看護婦檢定的講習所以外，還有日本紅十字會臺灣分會醫院的救護看護婦養成所及馬公海軍共濟組合病院看護婦養成所，我國（日本國）各地及庫頁島、朝鮮取得看護婦資格或通過臺灣

---

[10] 張秀蓉編註《日治臺灣醫療公衛五十年》台大出版中心2012，P.437-438。

島內州廳施行的看護婦試驗者。」[11]

（六）1923年正式建立總督府醫院護理師（含助產士）訓練
　　規程。

　　1920年代已是進入日治時期的第二時期，臺日共學的理
念與實務面已然推動，從早期招募護理師以日籍婦女為主，
已經逐漸轉變，在各項訓練中多實行臺日共學。日治時期護
理師稱為「看護婦」，大正12年（1923）10月12日府令第七
十二號《臺灣總督府醫院看護婦助產婦講習所規則》，修業
年限為一年，內容共二十五條，主要為：

　　第一條　臺北及臺南醫院附設看護婦、助產婦講習所，
設看護婦科及助產婦科，教授各科所需之學科及技術。

　　第三條　所長由講習所所屬之臺灣總督府醫院長兼任，
講師、幹事、舍監、書記自講習所所屬之臺灣總督府醫院職
員中選任，由醫院長任命。

　　第十四條　有志進入看護婦科者，須年滿十四歲以上，二
十五歲以下，……且符合下列各項資格之一：（一）自高等小
學校或公學校高等科畢業。（二）修畢高等女學校第二學年以
上課程。（三）經所長認定具與前述各項同等以上學力。

　　第十五條　有志入助產婦科者，須年滿十七歲以上，……。

[11] 丸山芳登《日治時期臺灣醫療公衛業績》〈設施篇 第三章 醫療相關
人員 第四項 看護婦〉，～張秀蓉編註《日治臺灣醫療公衛五十年》
台大出版中心2012，P.298-299。

第二十一條　助產婦科學生每年應繳納十五圓學費。……。

第二十二條　看護婦科學生得受領每月二十五圓以內之津貼。……

第二十三條　受領津貼之學生，有義務於畢業後遵從臺灣總督之指示，從事業務滿一年。

附則　……講習所內得暫時設修業年限為一年之助產婦速成科。……廢止大正11年（1923）府令第八號臺灣總督府醫院助產婦講習所規則。

亦即在此次1923.10.12府令第七十二號《臺灣總督府醫院看護婦助產婦講習所規則》，將助產婦講習縮短成修業年限為一年之助產婦速成科；以加速培育助產士。而看護婦科學生修業年限同樣是一年。

看護婦科（護理師科）教學科目及每週授課時數表（部分略）：

「修身、國語（日語）、英語、臺語、解剖學（第一學年每週6小時）、生理學（第一學年每週4小時）、一般看護法、患者搬運法、病房裝置法、繃帶學、衛生及細菌學、一般消毒法、急救處置、飲食管理、簡易醫療技術、藥法概要及藥物用法、外科消毒法及麻醉法、按摩、內科病患看護法、醫療器械學、『傳染病、外科、精神病、產婦科、小兒科等患者看護法』、眼科耳科皮膚科齒科患者看護法、裁

縫。」

　　以此課程比較1901年臺北醫院養成看護婦講習課程，內容較完整；且入學資格皆須初中畢業或同等學歷，較為嚴格。

　　助產婦科（助產士科）教學科目及每週授課時數表（略）：

　　「修身、解剖學（著重於助產婦應具備之知識）、生理學、衛生及細菌傳染病（著重於助產婦須知的母體懷孕期間傳染病、胎兒傳染病及創傷感染）、一般看護法（繃帶法、器械使用法）、治療輔助（含手術輔助）、急救處置、防腐及殺菌法、婦科學概論、正常妊娠分娩產後及其處理法、異常妊娠分娩產後及其處理法、新生兒狀態及其處理法、臨床講演、模型演習、臨床實習、助產婦相關法規、臺語。」[12]

　　助產婦科學生入學年齡須年滿十七歲以上，護理科則是十四歲以上。助產婦科學生每年應繳納十五圓學費（這是與1907年《臺灣總督府助產婦講習生規程》最大不同，當時有食宿津貼），護理科學生則可以領每月二十五圓以內之津貼。因取得助產士資格者，其將來執業收入頗豐，此時已有實證；而護理師必須於畢業後依照派遣服務一年。看護婦、助產婦法規與修正變化，列於註釋[13]。

[12] 張秀蓉編註《日治臺灣醫療公衛五十年》台大出版中心2012，P.380-385。

[13] 〈臺灣總督府醫院看護婦、助產婦講習所規則〉1923.10.12、〈看護婦規則〉1924.2.14、〈總督府醫院看護婦、助產婦講習所規則中改正〉1924.5.30、〈看護婦規則中改正〉1929.10.24〈看護婦講習所指定〉1929.11.3、〈總督府醫院看護婦助產婦講習所規則中改正〉

四、更生院與私人醫療機構之護理訓練

（一）杜聰明博士於臺北更生院內創設看護婦講習會與產婆講習所

　　臺灣總督府於1929年決定鴉片改正政策，於1930年成立臺北更生院，旋設置於大稻埕日新町（今涼州街8號），進行鴉片癮者之收容與勒戒工作，委由杜聰明博士出任醫局長，實際負責臺北更生院之營運與醫療工作。

　　杜聰明博士於1930年同時於更生院內創設「看護婦講習會」，首次即有八十餘人參加入學考試，錄取15名講習生。由杜博士擔任主任及生徒監，開始講習課程、嚴格施行訓練。講師除杜博士及更生院醫師以外，聘警務局衛生課（熟悉煙毒勒戒工作）職員來擔任。以後每年繼續招生考試以增加講習生。又聘當時看護婦教育最受好評的臺灣赤十字社病院出身之護理師中野三津為護理長來實地指導，對看護婦講習生進行嚴格教育訓練。例如更生院鴉片矯正患者雖然無急症及危篤嚴重病人，但對本院護士訓練亦設有不眠的夜班勤務、訓練全夜值勤，獲致養成一批優秀看護婦，在更生院服務。[14]

　　1929.12.29。

[14] 杜聰明《回憶錄》杜聰明博士獎學基金會1973，P.81-82。

　　杜博士也考慮到護理師之將來發展，「當時臺灣是產婆比看護師更需要，一旦結婚入家庭，產婆可以繼續開業，所以更生院另外再創設產婆講習所，開始講授產婆學課程，卒業（畢業）後，使卒業生往臺北州受國家產婆考試，取得日本國家產婆免許狀（產婆證書）。其他優秀卒業生，不但能獲得產婆免許狀，如賴秀蘭應考臺灣總督府限地開業醫試驗，獲得醫師免許證（醫師證書）矣。其他，對看護婦之教育專門課程以外，再聘裁縫、插花及打字速記等，講師來指導之。」[15]可見當時有遠見的管理者對護理師工作都會考慮到工作壓力之外應有休閒與其他技能之培養。杜聰明博士也曾於1935.2.12日記中記載邀集更生院醫師與護理師前往草山賞雪[16]。並常辦理「懇親會」。

---

[15]　杜聰明《回憶錄》P.82。

[16]　1935.2.12日記中提及的護理師名字有「冉妹、許氏唐、陳秀嬌」。
　　～方惠芳主編《杜聰明博士日記1935年》杜聰明博士獎學基金會
　　2023。

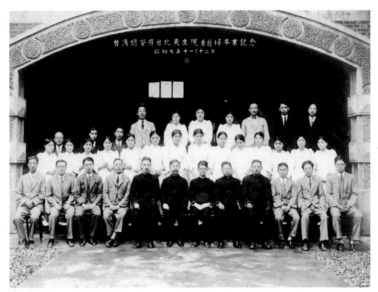

更生院護士畢業紀念照。前排左6院長下條久馬一，左7杜聰明；1932.11.12攝。

（二）蔡阿信醫師（1899-1990）之臺中清信醫院附設 產婆講習所

　　「1921年，甫由日本學成歸國的蔡阿信，不但是臺灣第一位女醫師，且專攻婦產科。……1926年蔡阿信在臺中開設清信醫院之後，1927年隨即成立清信醫院產婆講習所，每半年招收30個學生，修業期限為1年，一邊上課、一邊在醫院實地實習。清信醫院每年培養出50名以上的產婆，不僅為婦女提供就業機會，更對於降低產婦及胎兒死亡率有極大的助

益。因蔡阿信在醫療上的貢獻，使其在1931年11月至1936年2月期間，獲頒日本宮內省『獎勵私立產院』（獎勵私立婦產科醫院）的賞金獎勵。」[17]

（三）高敬遠醫師等人於高產婦人科醫院開設臺北看護婦產婆講習所

　　高敬遠醫師（1893-1983）於1920年在大稻埕開設「高產婦人科醫院」。1929年，鑑於當時嬰兒死亡率高，他與好友呂阿昌[18]醫師、陳春坡[19]醫師等向臺北州廳提出申請籌設「臺北看護婦產婆講習所」，於高產婦人科醫院內；1929.5.15開辦時，總督府臺北醫專堀內次雄校長、臺北醫院院長、臺北醫專教授杜聰明等人皆親自參加，予以支持鼓勵；此時高敬遠剛剛進入臺北醫專藥物學教室及中研所杜聰明研究室（1934獲日本岡山醫科大學頒予博士學位）。首屆講習生共27名，授課講師除高敬遠外，還有呂阿昌、陳春坡、林家

[17] 余怡儒〈從穩婆到產婆─臺灣專業助產婦〉圖/臺史所檔案館。
[18] 呂阿昌（1893-1955），臺北萬華人。1915總督府醫學校畢業，1925回艋舺創設懷安醫院（今為古蹟）。1929入杜聰明藥理學教室；參與鴉片煙癮矯治工作，1935獲京都帝大醫學博士。～《續修臺北市志》P.276、杜聰明《回憶錄》。
[19] 陳春坡，1893年生，臺北市人。臺灣總督府醫學校畢業，於台北市下奎府町開設長春醫院。～《臺灣人士鑑》1937。

東、李騰嶽、何連養、洪長庚、葉貓貓[20]等醫師。[21]

五、日治時期助產士之執業情形

（一）臺灣人口成長與助產士比例問題

日治時期臺灣人口成長情形：

1905年的臨時臺灣戶口調查中，臺灣人口約300萬人。

1915第二次臨時臺灣戶口調查，臺灣人口約348萬人。

1940年的國勢調查（人口普查），臺灣人口約587萬人。[22]

1945年10月底，臺灣人口約600萬人。

關於助產士人數，至1940年的統計，「開業的產婆共有2,045名，其中308名為限地產婆，以人口比例來看每萬人有3.4名，與我國（日本本土）8.6的比例相較之下仍未達半數；昭和15年（1940）產婆所接生的新生兒共有125,667名，每名產婆平均接生人數為60名，實際出生的人數為此數倍之多，推測不經由有教養的合格產婆而分娩的孕婦數量相當多，針對此狀況，政府給予無正式產婆居住的村莊一筆補助金，獎勵配置公設產婆。此制度受到地方居民熱烈的迴響，根據

[20] 葉貓貓（葉松榮）：父親是英國籍，1930臺北醫專畢業，為更生院醫員，曾在大稻埕開業。再入中研所獲醫學博士。二戰前往廣東，不知所終。～杜聰明《回憶錄》、《景福校友通訊錄》。

[21] 莊永明〈台灣婦產科先驅—高敬遠〉。

[22] 中研院《日治時期戶口調查資料庫》。

昭和15年（1940）的調查，配置有公設產婆的村落多達319個。」[23]

1915-1940，臺灣大致處於承平狀態，經濟發展快速，人口也快速成長，而總督府由上而下的助產士培育規劃，由於參與的女性數量仍然有限，其實仍是嚴重不足。

（二）助產士執業實況

日治時期法律規定「產婆者……認有異常各情之時，即行告知家人，令其請醫生以診治，絕不得自處，但臨時救急事宜，不在此限」[24]，助產士原則上只能處理正常產（正常自然分娩，Normal Spontaneous Delivery）；法規上也禁止助產士使用產科器械（如產鉗）、藥品、施行手術等。相對地，當時醫師也大多不處理正常產，即便有產婦去醫生館作產前檢查，也多會請她們找附近的助產士生產。因此助產士與醫師平行分工明確。然而在實務上，由於醫師人數較少，且當時城鄉交通費時，若遇難產狀況，助產士也常需要自行緊急

---

[23] 丸山芳登，同註1。

[24] 吳嘉苓：不論是國家級的規章（如台灣總督府頒令的「台灣產婆規則」），還是地方級的法令（如1902年台北廳發佈的「產婆約束章程」），都明訂：「產婆者，於妊婦、產婦、褥婦或胎兒、生兒認有異常各情之時，即行告知家人，令其請醫生以診治，絕不得自處，但臨時救急事宜，不在此限」。1902年台北廳發佈的「產婆約束章程」。《產婆規則》為1899年7月勅令第345號，收錄於《官報》第4814號。另有1923年10月《臺灣產婆規則》。

處理[25]，尤以胎位不正最為常見[26]，故而其訓練過程亦包含「異常妊娠、分娩、產後及其處理法」[27]。

　　日治初期臺灣社會仍處於傳統保守的時代，男女授受不親、男女之接觸界線分明，因為醫師大多為男性，在醫療的必要接觸上已有困難，更遑論婦產科所需要之各項觸診與內診。因此日治初期婦產科醫師執業困難，甚至放棄該科專業，僅從事一般醫療業務[28]。相對地，身為女性的助產士較受產婦歡迎。

　　雖然助產教育課程多由婦產科醫師教授，但早期年輕婦產科醫師反而因缺乏練習，對於正常產的接生，往往不如助產士熟悉。例如著名的婦產科醫師徐千田初次接生正常產，就是由當時的助產士尹喜妹從旁指導[29]。可見日治初期婦產科醫師在執業上處理接生的數量有限，而助產士已經經由大量經驗累積，形成成熟的助產術，並獲得社會普遍的認同。這種情形持續至二戰後，1951年，臺灣仍有64%的分娩是由助產士接生，醫師的接生率僅達3%[30]。

---

[25] 吳嘉苓〈醫療專業、性別與國家〉《臺灣社會學研究》2000。

[26] 按：當時產前檢查不如今日普及，且尚無醫用超音波等科技，故產前檢查所能得出的資訊也較為有限，胎位之判定也不如當代準確。

[27] 《臺灣總督府醫院看護婦助產婦講習所規則》，1923.10.12。

[28] 王溢嘉〈臺灣第一個婦產科開業醫生高敬遠先生〉《臺大醫院婦產科百年史料輯錄》1995。

[29] 游鑑明〈尹喜妹女士訪問記錄〉《走過兩個時代的臺灣職業婦女訪問紀錄》2013。

[30] 吳嘉苓，同註25。

（三）助產士社會地位的提升

根據游鑑明之研究，助產士、護理師與教職員為1930年代臺灣女性新興職業的前三名。雖然多數臺灣女性還是從事農漁等基礎產業，前述新興的女性職業，改變女性的生活方式，產生近代意義之職業婦女，成為女性快速提升社會地位的途徑。[31]其中，助產士固然因生理性別之考量，由國家訂為女性行業，然而相對於護理師，在教育養成、執業方式（多獨自開業）與實際業務執行（獨立接生）上反而較不強調女性的社會性別。已接受近代醫學衛生教育與正規醫學助產教育訓練且擁有豐富經驗的助產士，在執行業務過程有許多成功的案例，獲得社區居民的肯定與認同，擁有高度的職業聲望，也因此獲得良好的收入。

在1910年代以降，畢業於總督府醫學校或留學日本的醫科畢業生等返鄉開業之醫師，獲得臺灣社會高度的推崇；而相對於男性為主的醫師，助產士的社會地位雖然略低，但差距不遠。就教育程度而言，助產教育的入學資格大約為高等小學校（初中）畢業，與醫學教育的入學資格約差3年，而以受業年限而言，醫學教育約為5年，而助產教育在日治初期至中期約為1年半，至1923年之後縮短為1年，以因應各地急

---

[31] 游鑑明〈日治時期臺灣的職業婦女〉《臺師大博士論文》1995；張淑卿〈臺灣護士形象的源起與建構〉《長庚人文社會學報》2015。

需。就出身背景而言，需要家庭經濟能力培育之醫師多來自上層階級，而助產士也多數來自具有一定經濟實力的「中等階級」家庭[32]，因為進入培育機構的女性必須受過基礎教育，再經由助產士開業過程累積家庭經濟實力，達成社會地位的提升。雖然助產士的教育訓練過程與證照制度是由醫院與醫師主導，然而在實務面上，由於豐富的助產經驗、女性的身分、相對上人力數量較醫師充沛，而成為正常產的主要接生人，且執行業務過程為獨立作業，與醫師並非從屬關係。

六、日治時期護理師之發展狀況

（一）正式護理師人數稀少

1897-1907年間，臺北醫院設立之看護婦養成所，為公立護理師培育之肇始；早期錄取人員以日籍女性為主，臺籍女性的比例僅有六分之一[33]。1940年末的調查，擁有正式護理師資格者「臺灣人共120名，日本人229名，外國人1名，共350名。」[34]正式護理師總數仍是相當少，而且早期的護理師培育皆是先培育日籍女性，臺籍的正式護理師十分稀少。就

---

[32] 吳嘉苓，同註25。

[33] 〈臺灣女性展現專才—犀利看護婦養成計畫〉，中研院臺史所《典藏臺灣》。

[34] 丸山芳登，同註11。

總督府職員錄可以查到的臺灣籍看護婦，都是在各地府立醫院或公立醫院任職者，有看護婦（護理師）與看護婦長（護理長）；其中最早登錄的臺籍護理師名字是「林麗水」，1920年8月擔任嘉義醫院的看護婦長（護理長），而1919年與1921-26年在嘉義醫院則是以「雇」被聘任的。

（二）護理人員（含助產士）成為女性新興職業

1920年代之後進入日治中期，日臺共學政策的推行，臺灣女性也有機會接受現代國民教育，並由於臺灣社會經濟的成長與都市化，產生許多新興行業。女性做為重要人力資源，也開始走出家庭進入社會。擁有一定經濟能力的家庭，培育女子進入中學、高等教育，乃至留學日本，皆漸漸呈現。在選擇受教專業與將來的職業方向時，出現漸趨多元的變化，在這個年代，教師、護理人員（含助產士）是可以經由國家證照認證的保障性職業，更是吸引女性的投入。

（三）護理師服膺溫婉順從文化，缺乏獨立性

所有正規護理人員（含助產士）的訓練，必有「修身」課程，原先旨在培育醫事人員品德與為病人奉獻之精神，並強調服從醫師與上級指導。日治後期（1937年之後）則灌輸愛國主義、提倡為國奉獻精神。

　　在正規的護理課程中，強化醫學護理相關知識，除此之外，在見習實習課程中，也強化護理師應有之言行舉止，包括言談溫婉、品行端正、生活與工作禮儀，其在總督府各醫院之「看護婦規程」[35]中，也都有述及。例如林月霞曾回憶，日赤醫院一群護生因為在宿舍公共浴室中喧嘩嘻笑，護理長趕來後，當場訓誡，全部原地聆聽教訓「在動彈不得下，泡在水裡的，熱得全身冒汗；正在沖水的，冷得直發抖，而正在更衣的，也不敢亂動，就這樣足足訓話一個小時。」[36]

　　日治時期的護理訓練，相對於護理本身的專業，更強調護理師作為醫師助手的角色，以及對於日本社會階層組織禮儀的遵守，例如要有明確的回答或對於指示的答應，也造成下對上的唯唯諾諾的態度[37]。而在醫療體系之中，更形成明確的分層治理與論資排輩。凡此皆形塑成日治時期醫療體系中的護理師文化，其影響直到二戰後的臺灣。

　　醫院護理師的上班時間通常為兩班制，在早上6點和下午6點交接班[38]。護理師的工時長達12小時，而在職場文化中，服從又是重要的準則，更可見護理師的工作壓力，缺乏

---

[35] 例如臺灣總督府新竹醫院的看護婦規程，臺南醫院、臺中醫院、臺北醫院皆有之。
[36] 游鑑明〈日據時期的臺籍護士〉《中研院近史所集刊》1994。
[37] 張淑卿〈臺灣護士形象的源起與建構〉《長庚人文社會學報》2015。
[38] 臺灣總督府臺中醫院《臺灣總督府臺中醫院院務要覽》1935。

喘息空間。到了1920年代，臺北醫院開始出現三班制，將晚班以半夜12點切成兩班[39]。以此可見，臺北醫院的醫療工作現場更加繁忙。

前面敘及更生院等醫院的護理養成訓練，管理者對護理師工作都會考慮到紓壓需要而安排休閒藝文活動。常見的安排是插花、茶藝、裁縫、書法、遠足等。

（四）日治後期（戰爭時期1937-1945）的護理師

1. 救護看護婦生徒（學生、學徒）募集，以日本赤十字社臺灣支部醫院為中心，可以看出從中日開戰前就開始準備；戰爭期間，於1938、1940、1942有三次的募集，也顯示戰地的需要性。[40]

2. 在二戰期間，日本投入廣闊的東亞、南洋與太平洋區域戰爭，所動員之軍需人力物力驚人；臺灣幾乎成為日本南向政策的供應中心。在臺灣護理體系發展，「從軍看護婦」異軍突起，其中最先動員，也是最主要的管道是赤十字社臺灣支部之救護看護婦系統。

3. 總督府於1938年先展開全島醫療人力調查，1942年進行徵

---

[39] 臺灣總督府臺北醫院《臺灣總督府臺北醫院第二十三回年報》1921。

[40] 〈救護看護婦生徒募集（赤十字社臺灣支部）〉《臺灣總督府府報》2602號 1936.2.4、《府報》3196號 1938.2.3、《府報》3798號 1940.2.2、《府報》4408號 1942.2.4。

用調派。[41]

4. 全臺各地陸軍病院與海軍病院培育看護婦與看護助手[42]，在訓練完成後，正式護理師薪資較一般醫院高出許多。1942年軍情告急，總督府更三次全臺徵募「海外派遣特別志願看護助手」。隨即調派至中國沿海與南洋各戰區。在訓練期間強化皇民愛國精神，出發前舉行盛大莊嚴之「壯行式」。

5. 派遣至海外戰區之看護婦與看護助手人數，已知日赤醫院臺灣支部看護婦有約250名，看護助手有約900名，即至少有一千名以上的臺灣女性被徵調至海外。[43]在1942-45年間，實務上緊急的護理訓練也無法產出充足而足以認證的護理人力，因此經短期訓練之特別志願看護助手[44]成為主力。

6. 進入軍國主義時代，鋪天蓋地的動員與臺灣日日新報的煽情宣傳，強化臺灣女性白衣天使聖潔勇敢的從軍報國機會，讓年輕女性相信以此獲得地位的轉變，在認知上也造成殖民者與被殖民者的界線模糊。實則年輕女性離鄉背井

[41] 〈醫療關係者職業能力申告令〉《臺灣總督府府報》3387號 1938.9.15、〈申告令施行規則〉《府報》3390號 1938.9.18；〈醫療關係者徵用令（號外）〉《臺灣總督府府報》4406號 1942.2.1。〈徵用令施行規則〉《府報》4406號 1942.2.1。

[42] 臺北、嘉義、臺南、高雄等各地陸軍病院、高雄海軍醫院等。～吳欣樺〈硝煙與白衣〉《政大台史所碩士論文》2014。

[43] 吳欣樺，同註42。

[44] 《看護助手之歌》由呂泉生作曲與越山正造作詞，於1943年共同完成；傳頌一時。

在生死未卜的戰地中從事基層醫療工作，十分辛苦並面臨
傳染病與戰事的威脅。

七、結論

（一）護理專業需求的變動性，貫穿日治時代

　　由於日治初期面對傳染病與嚴重公衛問題帶動近代化
醫療之高度需求，具有現代性意義之西方醫療體系（各地府
立醫院）與醫學教育急速的建立，隨之而來的護理專業需求
也跟著出現。再隨著臺灣趨於穩定與產業資本化，與經濟社
會俱進的醫療公衛需求也帶來護理專業需求。尤其是「助產
婦」，是護理專業中最先被大力推動認證的部分。

　　護理制度主要由國家政策推行（由上而下）與認證，必
考慮資源分配，但因民間有志之士（醫師）的參與則呈現部
分變動性（由下而上），分擔護理培育與徵集人才之工作。

　　我們也能觀察到，正規訓練出的護理師相對於醫師的人
數明顯較少，與現代的醫療場景相反。以《總督府職員錄》
臺北醫院編制為例，1904年；醫師10名，囑託（醫師）15
名，雇員中護理師可能約8名；1906年：醫師11名、囑託（醫
師）18名，雇員中護理師可能約10名。臺北醫院編制中的看
護婦是遲至1920才出現；一出現就是列出「看護婦長（護理

長）」14名，此時醫院編制已經相當大。[45]日治早期正式護理師人數確實稀少。

　　究其根本，可能是由於護理形成專業的年代相當晚近（通說以十九世紀克里米亞戰爭為現代護理之肇始），也可能是由於二戰前的醫療科技與手段尚未如現代複雜，故專業護理師的需求較少，且集中於醫院中。而一般診所多以自行訓練之「醫務助手」為輔。就護理師專業訓練不足以跟上時代需求的情形，尤以1937年之後最為嚴重，從軍看護婦的需求實際上是以看護助手抵用，也造成許多悲劇。

（二）日治臺灣護理的雙軸線

　　護理專業的建立形成「看護婦（護理師）」與「助產婦（助產士）」雙軸線，且日治初期係以助產士為主要軸線，中期是雙軸線，到晚期則強化護理師軸線。雙軸線變化影響到有志於醫護專業之女性及其家庭的選擇思考，也呈現社會變動與臺灣醫療的進展。

---

[45] 臺北醫院編制1904年；醫師（院長1名、醫長4名、醫員5名）10名，調劑師2名，書記4名，囑託15名，雇24名（其中以日本姓名判斷約有8名女性）。臺北醫院1906年：醫師（院長1名、醫長8名、醫員2名）11名，調劑師3名，書記5名，囑託18名，公醫候補生2名，雇33名（其中以日本姓名判斷約有10名女性）。囑託（約聘），大多為醫師，雇之中也有多位醫師，而護理師可能係聘於「雇」之中的女性。～《總督府職員錄》。

（三）護理專業成為婦女之新興職業，改變部分社會 結構與生活面貌

女性受教與投入職場，使女性得以有家庭以外的社會生活，是近代化的重要指標。在日治臺灣，近代護理專業由國家推動與認證，而受到社會上的普遍尊重。尤其助產士獨立作業的職業特性，得以與婦產科醫師平行分工；而隨著醫療公衛體系的發展，護理師之專業性日益獲得尊重，尤其1920年代之後，各醫院都設有護理長，已經展現其領導性與管理性。

（四）日治時期的護理文化

1924年《看護學教科書》中有「看護婦十戒」，如「嚴守醫師命令」、「戒多辯饒舌」等要求，對護理文化的形成影響深遠；1938年《看護婦讀本》以完全服從醫師囑咐行事為依歸[46]，更貶抑了護理人員的判斷與處事。因此形成被詬病為殖民時期護理師具有從屬壓抑的性格。[47]

臺灣護理專業的形成過程，來自醫院與醫師的教育指導

---

[46] 張淑卿等〈性別與科技交會的護理史〉《東亞醫療史：殖民、性別與現代性》聯經2017。

[47] 蔡淑鳳等〈從護理史探討台灣的護理發展脈絡〉《台灣醫學人文學刊》2006。

及其形成之看護婦與助產婦講習會，自然成就「上醫下護」的職場文化，對於護理人員訓練中的服從溫婉要求更深化了尊卑關係，再加上社會文化背景中來自日本文化與臺灣傳統民俗中的「男尊女卑」，造就服從、從屬、退讓、壓抑的護理文化。直到陳翠玉、鍾信心等新一代護理師領導者的出現才進行改革。

日本做為近代亞洲唯一的帝國主義國家，而臺灣是其第一個海外殖民地，所推動的近代化國家治理皆有其特殊性；臺灣畢竟是較晚近的殖民地，其近代化理所當然是由外而來、由上而下。二十世紀上半葉正面臨國際局勢丕變；即便是醫療體系、護理體系的成長演變，無法自外於國家的變動與歷史軌跡。

由於日治時期臺灣護理人員培育，尚屬於草創時期，而不論助產士之認證與正式護理師之認證，皆係由上往下之建立模式，其法規制度內容與課程內容之演變更可以看出是隨著年代與政治社會環境之演變，這是深入理解護理發展進程的重要渠道。而目前談到日治護理大多以個別護理相關人員之口述歷史為依據，較少關於年代變化與制度面的理解；本文雖限於篇幅，仍企圖勾勒比較明確之日治時期臺灣護理發展進程，俾有助於回顧篳路藍縷之護理歲月。

第三章

陳翠玉
與臺灣現代護理的開展

張秀蓉

陳翠玉，於1917年出生於彰化一個
基督教家庭，為移民臺灣第二代。陳翠
玉有三兄一姊一妹，七歲時父親因吃生
魚片感染了傷寒，不治去世。母親受丈
夫之託，盡心盡力教育子女長大。陳翠
玉叔叔在廈門開業行醫，他們兄妹假期
會去廈門幫忙，陳翠玉看到髒亂的廈

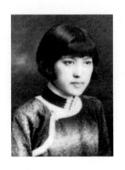

門街道，影響到她對公共衛生的關心。陳翠玉年紀稍長，即
開始在和美鎮長老教會服事，「從宣教師身上吸收到現代思
想與造福人群的理念」；也從母親的教養中學到「善於經營
計畫，把有限的財力發揮到最高的應用效力」；從母親的管

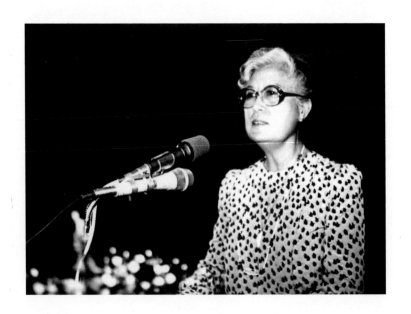

教中爭取與母親的互相尊重。[1]彰化女高畢業後，在醫療傳教士蘭大衛醫師（David Landsborough, 1870-1957）協助下，1938年4月隻身前往東京聖路加女子專門學校（St. Luke's Women's College）護士科就讀，是為臺灣女子第一人。[2]兩年後又一位臺灣人女子鍾信心自淡水女學校畢業後，前來就讀。[3]

聖路加的護理教育很嚴格，經過學校完整的培訓，畢業時學生可取得護理、助產、保健婦（公衛護士）及衛生教育教師等四種資格。[4]聖路加女子專校很特別的一個儀式是神聖的加冠典禮。四年學習過程中，第一學期課程稱為「預科」，「在唸預科期間，學生自我試探是否適合從事專業護理工作；同時間，師長也在觀察每一個新生的學習態度及潛力，評估其是否能成為準護生，以參加『加冠典禮』，繼續未竟的學業」。[5]加冠就是戴上白色的護士帽。

其次，聖路加女子專門學校成立時，南丁格爾（Florence Nightingale, 1820-1910）已打破了「來自戰地醫生、軍隊及一般人歧視護理人員的傳統觀念」，「白衣天使」的護士形象

---

[1] 李錦容，《臺灣女英雄陳翠玉》（臺北：前衛出版社，2003年3月），頁21、22；李錦容，《臺灣女英雄陳翠玉》修訂新版（臺北：草根出版事業有限公司，2009年5月），頁36、37、39。

[2] 李錦容，《臺灣女英雄陳翠玉》修訂新版，頁2；臺大檔案，校字1095，1949年5月30日。

[3] 蔡幸娥，《護理的信心：走過臺灣歷史的足跡》（臺北：華騰文化，2004年元月修訂版），頁127。

[4] 蔡幸娥，《護理的信心：走過臺灣歷史的足跡》，頁143。

[5] 蔡幸娥，《護理的信心：走過臺灣歷史的足跡》，頁132-133。

已烙印在一般人們心中；[6]而且學校為提高教學素質，授課老師都是從美國請來的大學教授，如有從美國哥倫比大學教授來授課。[7]所以，陳翠玉、鍾信心在日本聖路加女子專門學校「吸收了西式現代化醫護知識」，鍾信心回憶道：「我的很多護理技術、專業知識都是在就讀聖路加時期紮根的。而關懷生命的護理理念，也是在這時所種下的種子。」[8]

陳翠玉在學校是品學兼優的學生，因為她英語流利、表現優異，有一年被校方推選為大會節目主持人，一時轟動國際醫界，名聲遠播。[9]1941年12月畢業，1942年1月至12月被東京愛育研究所聘為護士，擔任公共衛生事務。之後返回臺灣。[10]

陳翠玉畢業前不久，1941年5月30日由財團法人臺灣保健協會於今臺北市漢中街設立「保健館」，開始有計畫的培訓公共衛生人員，當時訓練的對象是培訓保健婦（按，公共衛生護士）。1943年3月至1945年8月，陳翠玉到臺北保健館擔任「教務舍監」，負責教育工作。[11]

6　蔡幸娥，《護理的信心：走過臺灣歷史的足跡》，頁138、139。

7　蔡幸娥，《護理的信心：走過臺灣歷史的足跡》，頁143；李錦容，《臺灣女英雄陳翠玉》，頁24。

8　李錦容，《臺灣女英雄陳翠玉》修訂新版，頁67；蔡幸娥，《護理的信心：走過臺灣歷史的足跡》，頁143。

9　陳錦容，《臺灣女英雄陳翠玉》修訂新版，頁41。

10　臺大檔案，校字1095號，中華民國38年5月30日。

11　臺大檔案，校字1095號，中華民國38年5月30日，陳翠玉自填「公務人員履歷表」。

　　1943年10月，隨戰事緊迫，臺灣總督府創辦「南方要員鍊成所」，「以培訓戰時醫護人員，期間曾開始辦理臺灣地區保健婦養成計畫，是為養成保健婦人才之肇始」。保健婦養成計畫主持者為臺灣總督府警務局衛生科技師滋賀秀俊博士，而保健館則擔任示範教學之任務，[12]真正執行者應是教務舍監陳翠玉。

　　保健婦養成之學員，由全臺各州廳地方政府選拔推薦，分為短期六個月與長期兩年等兩種。前者是已具有看護婦或產婆（即助產士）資格者，後者是遴選高等女學校畢業或具有同等以上學歷者保送受訓。據第一屆畢業生回憶：「共取42名學生，因陳翠玉教學嚴格，要求很高，最後只有24位達到她的標準順利畢業。這些畢業生皆是菁英中的菁英，在公共衛生職場上都是很傑出的領導人。」這24名包括臺籍14名、日籍8名，另有來自澎湖和琉球各1名。第二屆也是24名。第三屆即報考資格是高女畢業者，目標在訓練學校護理教員兼任醫務室護士；她們因戰爭結束提前畢業，共11名，其中臺籍8名、日籍3名。「戰爭時期，這群公共衛生護士們在社區組織救護班和青年團，負責空襲時救護工作。」日本戰敗到國民政府來接管前的兩個多月期間，這批公衛護士「繼續當義工領導救護班和青年團，維持社會秩序和處理緊

12　行政院衛生署編印，《臺灣地區公共衛生發展史》（臺北：行政院衛生署，1995），頁228。

急事故」。[13]

　　陳翠玉除忙於公共衛生教育外,「也負責舉辦戰地醫院護士訓練班,報考資格是在職教員或高女畢業的學生。訓練結業的護士派到香港的戰時陸軍醫院服務一年」,隨後在臺灣的陸軍醫院服務。「戰後,這批護士當中,原是教育出身的,大部分都返回原校繼任教職兼任校護的工作。」當戰爭結束,日籍護士被遣返後,「陳翠玉召回居住在臺北州的戰地護士,再延續教育完成正式護士的課程,讓她們加入醫院臨床護理的行列,人數約在40至50人之間。」[14]

　　1945年8月15日,日本宣布投降,國民政府接管臺灣,陳翠玉被指派到彰化高女母校負責接收校產;之後,陳翠玉的職務及時間依序如下:

　　　臺灣省民政處技士,擔任事務為「企劃」(至1946年2月);

　　　臺灣省民政處衛生局技士,擔任事務為「企劃」(1946年3月至1946年5月);

　　　聯總駐臺辦事處附設護士訓練班主任,擔任事務為「護士教育」(1946年8月至1947年4月);

　　　臺灣省立臺北醫院護士部副主任,擔任事務為「護士行政」(1947年1月至1949年2月);

---

[13] 李錦容,《臺灣女英雄陳翠玉》修訂新版,頁60-62。
[14] 李錦容,《臺灣女英雄陳翠玉》修訂新版,頁63-64。

省訓練團講師，擔任事務為「公共衛生」（1947年4月至
1947年9月）；

省立高級醫事職業學校兼任教師，擔任事務為「職業問
題」（1948年11月）；

省立臺北保健館護理組主任，擔任事務為「護理行政」
（1949年3月）。

以上是陳翠玉1949年6月16日就任臺大醫院護理部主任時
填寫的「公務人員履歷表」的經歷。[15]從戰後不到四年的經
歷，看到她身兼數職、深受重視，這段時間她在工作崗位上
對臺灣護理的發展作了以下幾點貢獻：

（一）任臺灣省民政處技士時，主張醫師公會、牙醫公會、
　　　藥劑師公會、助產士公會和護士公會應編入民政處
　　　下之衛生局，此舉犯上，惹禍上身，二二八事件時
　　　險些喪命。幸獲聯合國世界衛生組織（World Health
　　　Organization, WHO）獎學金，1947年十月前往加拿大
　　　土倫都大學深造，主修「護士教育與行政」，1948年
　　　5月畢業，成為臺灣第一位獲大學畢業學位的護士。[16]

（二）國民政府接管臺灣初期，「環境非常惡劣，海港檢疫

15 李錦容，《臺灣女英雄陳翠玉》修訂新版，頁47；臺大檔案，校字
　1095號，1949年5月30日。
16 李錦容，《臺灣女英雄陳翠玉》修訂新版，頁55-56；李錦容，《臺灣
　女英雄陳翠玉》，頁33；臺大檔案，校字1095號，1949年5月30日。

工作亦陷於停頓，遭受大陸地區傳染病流行波及」，
1946、1947年霍亂、天花大流行，主事者不積極處
理，陳翠玉即與聯合國救濟總署的醫務團隊密切合
作，她率領自己培養出來的公衛護士、臺灣公衛醫師
和隸屬於WHO團隊前往疫區，設立「隔離病營」，
治療霍亂患者，大幅降低病患者死亡率，控制疫情擴
散。[17]

（三）日治時期於山地地區設有公醫診療所及瘧疾防遏所等
山地衛生政策。國民政府接管臺灣後，「將其改設為
衛生所及保留瘧疾防治所外，1946年1月起組織山地
流動治療隊四隊，各隊配有醫師3人、護士2人、助理
2人共8人組成，巡迴山地各地擔任診療及衛生指導
工作。同年十月底結束後，工作人員回歸原服務單
位」。此計畫正是陳翠玉擔任民政處技士及民政處衛
生局時期所企劃。[18]

（四）日治時期政府在全臺鄉鎮規劃104個衛生所，其中46%
還在紙上運作。1945年國民政府接管時，只有15個衛
生所。1946年增至30所，1947年增至72所。[19]衛生所

---

[17] 行政院衛生署編印，《臺灣地區公共衛生發展史》，頁380-381；李
錦容，《臺灣女英雄陳翠玉》修訂新版，頁50-51。

[18] 行政院衛生署編印，《臺灣地區公共衛生發展史》，頁562；李錦
容，《臺灣女英雄陳翠玉》修訂新版，頁52-54。

[19] 國史館，農復會檔案034000005187A；張秀蓉、江東亮，《永遠的陳
拱北：戰後臺灣公衛導師》（臺北：陳拱北預防醫學基金會，2020
年7月增訂二版），頁69。

增加，普及了對人民的醫療照顧，然而醫護人員跟不
上增加的衛生所數量，1946年10月上述山地巡迴醫療
工作隊工作結束後：

> 這批由陳翠玉派到臺灣各地區擔任醫療管理的公共
> 衛生護士們，同時開始訓練衛生所工作人員，學員
> 大多數是從中國來的醫生和一批衛生兵，訓練一年
> 結業後，於1947年派到各地所成立的衛生所工作，
> 山地巡迴醫療工作隊的任務就此移交給衛生所。[20]

（五）任職臺灣省立臺北醫院護士部副主任時，「同時創辦
　　　『聯合國戰後救濟總署護理行政進修班』，調訓全臺
　　　各醫院護士長以上的護理主管，推行護理部的行政革
　　　新工作」。[21]戰後，「日籍護士被遣送回國，當時臺
　　　灣護士人才極為短缺」，「陳翠玉除了召集戰地護士
　　　來應急外，也開始籌備『省立臺北高級醫事職業學
　　　校』」，訂定臺灣護理教育制度，「她所規劃的學科
　　　包括三年的護理與一年的助產課程。這間學校後來更
　　　名為『省立臺北高級護理助產職業學校』，簡稱臺北
　　　護校」。校長之職雖被來自中國的夏德貞捷足先登，
　　　但陳翠玉學成回國，仍擔任學校兼任教師，教「職業

---

[20] 李錦容，《臺灣女英雄陳翠玉》修訂新版，頁53-54。
[21] 李錦容，《臺灣女英雄陳翠玉》，頁27。

問題」。[22]

　陳翠玉與臺北護校校長之職務擦身而過，但是更重要的臺灣大學附屬醫院護理部的革新及創辦附醫高級護理職業學校（以下簡稱臺大護校），正在等著她去施展長才與抱負！

　1945年11月15日國民政府接管臺北帝國大學後，將其改制為國立臺灣大學。原帝大附屬醫院即為今臺大醫院。因為日籍護理工作人員遣送回國後，臺大醫院頓時欠缺護理人員，而且留下來的是資淺的一代，「為了加強輔導，這一段時期由賴肇東、翁廷藩兩位醫師前後指導關照同仁」。直到1946年1月，邱仕榮醫師寫信將資深的尹喜妹請回臺大醫院，接管整頓護理事務，1946年4月尹喜妹接任護理長，護理事務才漸上軌道。[23]

　為盡速增加護理人員，1947年3月開始設立護士訓練班。招生資格為初中畢業或同等學歷的16歲以上、21歲以下未婚女子，訓練一年，食宿免費，並給予少額生活津貼。4月1日開學，學生上午在醫院實習，下午兩點到五點上課，課後繼續到醫院工作。護士訓練班共訓練了120名助理護士，直到

[22] 李錦容，《臺灣女英雄陳翠玉》修訂新版，頁64-66；臺大檔案，校字1095號，1949年5月30日。

[23] 尹喜妹，〈慶祝親愛的臺大醫院一百週年紀念回顧護理工作〉，收入臺大醫院百年懷舊編輯委員會編，《臺大醫院百年懷舊》（臺北：國立臺灣大學醫學院附設醫院，1995年6月），頁360；〈護理千秋〉，收入楊思標總編輯，《楓城四十年：國立臺灣大學醫學院四十週年紀念特刊》（臺北：國立臺灣大學醫學院、臺大景福基金會，1985年12月），頁105。

1950年臺大護校成立後，訓練班才取消。[24]

　　1949年1月傅斯年接任臺大校長後，大力整頓學校。對臺大醫院的風評不佳、媒體的批評尤為在意。他整頓臺大醫學院最重要的方向是將日治時期的講座制改為美式的系所制，三個內科合併為一個內科、二個外科合併為一個外科；1949年9月入學學生改為七年制；1950年7月1日開始實行住院醫師制度；淘汰不適任醫師，讓每位臺大醫院服務的醫師都是有給職；醫院護士的管理則成立護理部，1949年6月請來接受西式醫護教育又從加拿大留學回來的陳翠玉擔任護理部主任，再請醫院院長魏火曜與陳翠玉主任等籌辦三年制臺大護校。[25]

　　陳翠玉到任後，給臺大醫院帶來美式的作風，此點頗符合傅校長改革臺大醫院的理念。「陳翠玉校長將聖路加的那一套搬回來，與美制一樣，但是為了順應國情，她常常與護理長討論，依照醫院需要訂下規定，很民主的作法」。[26]陳主任到任後第一件工作是把病床的腳墊高了一尺以上，「主張病床以上（病人）是護士的工作，病床以下的清潔工作是

24　《國立臺灣大學校刊》（以下簡稱《校刊》）第9期，第3版、第12期，第3版；游鑑明，〈尹喜妹女士訪問紀錄〉，收入游鑑明訪問、吳美慧等紀錄，《走過兩個時代的臺灣職業婦女訪問紀錄》（臺北：中央研究院近代史研究所，1994），頁48；〈護理千秋〉，收入楊思標總編輯，《楓城四十年》，頁105。
25　張秀蓉，〈從故紙堆中建構歷史〉，收入張秀蓉編著，《臺大醫學院1945-1950》（臺北：臺大出版中心，2013年3月），頁57-67；臺大檔案，校字1095號，1949年5月30日。
26　楊思標總編輯，《楓城四十年》，頁109-110。

由工友負責」。[27]此外，尹喜妹對陳翠玉主任來後的改革，再列出以下十一點：

（一）今後護士都要由護理主任負責管理。

（二）應有一間辦公室作為主任室。

（三）護士上班為三班制，包括日班、小夜班、大夜班各八小時，每星期休息一天。

（四）護理科設主任一人，副主任一人協助主任工作，另外，設督導員若干人。

（五）病房、急診病及開刀房應設護理長，並有書記協助護理長工作。

（六）英文程度好的護理長安排出國進修。

（七）各科開刀房集中，且設恢復室觀察病人。

（八）醫院訓練之護士畢業後要義務留院服務一年。

（九）頭等病房須設置物櫃，醫院也要設立供應室。

（十）暫時由護理科指派一位督導及兩名護士長協助病人飲食處理。

（十一）設立嬰兒室。[28]

期間還應孫立人將軍之請，前往其在臺徵訓臺灣人的

---

[27] 楊思標總編輯，《楓城四十年》，頁106。

[28] 尹喜妹，〈慶祝親愛的臺大醫院一百週年紀念回顧護理工作〉，收入臺大醫院百年懷舊編輯委員會編，《臺大醫院百年懷舊》，頁361-362。原文15點，筆者只選其中11點。

「教練幹部」營，探訪觀察營地的環境與設備。陳翠玉以環境衛生的專長解開受訓人情緒不安之謎：臺灣青年無法適應環境衛生惡劣的軍營生活。「經過陳翠玉的建議與設計，孫立人開始改善軍營環境衛生，建廁所、設浴室，也有桌椅吃飯了，化解了這次軍營的不安」事件。[29]

　　創辦臺大護校是陳翠玉的另一主要工作。臺大於1949年4月17日校務會議已通過創設臺大護校案，8月1日報請教育部核准。1950年2月1日籌備處成立，請魏火曜院長與陳翠玉主任先行籌備，3月10日臺大護校正式成立，目的是培育高職畢業程度的護士。考生資格是公立或立案之私立初級中學以上畢業者為主，年齡16足歲，名額60人，其中十名為未婚男性。考試科目：（一）筆試有國文、英文、數學、自然科學、社會科學；（二）智力測驗；（三）口試；（四）體格檢查。學生享有教育部規定的公費待遇，一律住校，除第一、二學年繳學費外，膳費、宿費均免。制服由學校供給，鞋襪、書籍自備。

　　第一次招生有兩項特別的地方，（一）前述醫院護士訓練班的助理護士也可報考轉入護校入學，結果共錄取了15名，她們不用考學科考試，但需經過口試、體格檢查及智力測驗。（二）招生資格中規定男生可以報考，這是因為精神科醫師林宗義是籌備委員之一，精神科需要體壯的男護士，

---

[29] 李錦容，《臺灣女英雄陳翠玉》，頁55-56；張秀蓉、江東亮，《永遠的陳拱北》，頁73。

以及其他科別如泌尿科、開刀房也需要男性護士之故。可惜
住宿地方不足，不再招男生。[30]

　　第一次考試結果錄取女生48名、男生10名，另有2名備取
生。而且考慮到反攻大陸成功，臺灣將會再次面臨護士短缺，
依行政會議之決定，盡量以錄取本省籍學生為原則。[31]所以錄
取名單中女生本省籍26名、外省籍22名，男生外省籍4名、本
省籍6名，此舉也反映出那時是反攻大陸為基本國策的時代。

　　護校於1950年5月15日舉行開學典禮，16日正式上課。陳
翠玉按聖路加女子專校的「預科」適應期的模式，也將護校
學生入學的「第一學期定為新生適應期」，讓新生對護理工
作有了基礎概念後再決定去留，而且課程進度也可能讓學生
退學，第二學期留下的學生才能參加加冠典禮，成為正式護
校學生。陳校長把學生加冠典禮辦得隆重、莊嚴又溫馨：

> 典禮上，每位護生左手拿著點燃的白蠟燭，象徵「燃
> 燒自己、照耀別人」的犧牲精神。由校長為每位護生
> 冠上護士帽，並舉起右手宣誓……。護生所宣誓的這
> 段誓詞，正是「南丁格爾誓約」。……宣誓之後，校
> 長以「摩頂放踵利天下為之，非以役人乃役於人」和
> 「並學習墨家與基督之服務精神，奮發孟晉以求護理
> 事業之進展」，致詞勉勵。然後師生齊唱校歌及另一

---

[30] 李錦容，《臺灣女英雄陳翠玉》，頁70、71。
[31] 臺大檔案，序號2157，收文號039008297R。

首名為「新希望」的歌。全校師生和來賓都精神振
奮，信心十足，會場喜氣洋洋。[32]

第二屆學生馮秀惠對加冠典禮的回憶是：

當時我們校長陳翠玉女士甫自美國留學歸國，她頗有
創意地為臺大護生選擇了與眾不同的白色方型學士
帽，在加冠典禮上親自為每一位同學戴上，記得當時
陳校長在為每一位護生加冠時極為慎重仔細，總是一
而再地端詳帽子的端正，這對那時十幾歲的少女而
言，心中充滿了成長的喜悅，和被賦予神聖使命與責
任的奇妙感動。因為自那一刻起，我們即將扮演一個
準護士的角色，為人群服務了。[33]

　　學生加冠後，學生戴著方型的白帽及顏色、設計不同
的制服上課、實習，陳校長治校有她的理念，因為從小就接
觸到民主理念，所以「民主素養很高，她很注重人倫道德、
尊重人權與人性尊嚴」，「他把母校聖路加嚴謹的『法治精
神』帶進臺大校護，作為臺大護校創校精神」。[34]學校的課

---

[32] 陳錦容，《臺灣女英雄陳翠玉》，頁72-74。筆者又參考1953年3月第
　　一屆畢業生畢業紀念冊《護園共拓》，加以修正。
[33] 馮秀惠，〈護士帽的趣事〉，收入臺大醫院百年懷舊編輯委員會
　　編，《臺大醫院百年懷舊》，頁370。
[34] 李錦容，《臺灣女英雄陳翠玉》，頁62。

程中，醫學方面的都請臺大醫學院的醫師或老師們來教，歷史、公民這些課由歷史系年輕老師教，國文、英文則請專任老師教，「護理職業問題」由她自己教，這是陳校長在臺大護校唯一開的課，在討論中，「一直強調互相尊重，兩全其美，處事公平合理的雙贏原則」。[35]「學生宿舍的裝潢、室內設計、傢具裝飾都是校長的精心傑作。」[36]她對同學身體狀況非常注意，「每位同學要定期量體重，如體重減輕要吃魚肝油」。[37]

護校有校旗、校徽及校歌，校歌的歌詞是陳校長寫的：

> 雲山蒼蒼，海水泱泱，用博愛的精神，把重大的責任擔當同心來學習，濟濟在一堂，我們有堅強決心，我們有遠大志向不避艱難，不怕風浪，造福人群，為國爭光同心來學習，濟濟在一堂，我們有堅強決心，我們有遠大志向。[38]

此外，在1942年3月第一屆學生畢業紀念冊中，陳校長對畢業生的勉勵如下：

---

[35] 李錦容，《臺灣女英雄陳翠玉》，頁84。
[36] 李錦容，《臺灣女英雄陳翠玉》，頁69。
[37] 〈護理千秋〉，收入楊思標總編輯，《楓城四十年》，頁110。
[38] 《護園共拓》，收入李錦容，《臺灣女英雄陳翠玉》，頁68。

摩頂放踵利天下為之

　　—孟軻—

墨家之服務精神為摩頂放踵，利天下為之，耶穌之誨人
主旨在非以役人，乃役於人，足見中外聖賢靡不重視捨
己為人之美德者。護理事業完全係犧牲自我，服務病人
之事業，本校創立於國家多難之際，其所負責任之艱巨
正與時俱增，我同學首批畢業，已目睹本校締造之艱
辛。今後應毋忘母校教育之目的，並學習墨家及基督之
服務精神，奮發孟晉，以求護理事業之進展。

　　更在畢業紀念冊封頁的左下角放一個外緣圓形的紀念
章，裡面有一個五角星型的圖案。據李錦容書中說：

　　畢業典禮中，她親手給畢業生別上畢業紀念章，這外
　　緣圓形的紀念章裡面有一個五角星形，每一星角代表
　　身體的一部分，分別是每位畢業生的心、手、腦、腰
　　和膝蓋。畢業生每天都別著畢業紀念章上班，它隨時
　　在提醒畢業生，以慈悲的愛心、手腦並用，在造福病
　　人的同時，也要堅守彎膝蓋、不彎腰的原則，預防腰
　　部受傷，時時注意保護自己的工作安全。[39]

---

[39] 李錦容，《臺灣女英雄陳翠玉》，頁66。

　　尹喜妹回憶說：陳翠玉「強調護理人員要遵守她們的專業紀律，要對病患有愛心，要有犧牲奉獻的精神，但不要盲目的燃燒自己。」[40]此段話也印證了紀念章的涵義。

　　臺大護校1957年停招，共招了8屆學生，到1959年9月19日才正式畫下休止符，共有337人畢業。為了培育護理教育人才，於是規劃在臺大成立護理系。1954年她又前往美國波士頓大學念護理行政碩士，以便出任系主任。出國期間，校長由人代理，加上軍訓教官已進入學校，學校氣氛改變。1955年陳翠玉回國後，仍籌備護理系工作，完成臺大護理系第一屆招生。1956年8月護理學系成立。當學校、醫學院為增設護理學系忙碌，研擬護校何去何從時，也正是陳翠玉面對「鋼琴事件」被人控告貪污、瀆職等罪狀之時，官司纏訟三年，雖然最後獲得平反，洗清罪名，但她與臺大護理學系第一任系主任擦肩而過。第一任系主任余道真教授於1957年2月接下重任，開創了今天護理學系的一片天。[41]

　　陳翠玉1959年貪污罪平反後，選擇接受聯合國世界衛生

---

[40] 尹喜妹，〈慶祝親愛的臺大醫院一百週年紀念回顧護理工作〉，收入臺大醫院百年懷舊編輯委員會編，《臺大醫院百年懷舊》，頁362。

[41] 「鋼琴事件」之原委及陳校長被控及平反經過，請參見游鑑明，〈尹喜妹女士訪問紀錄〉，收入游鑑明訪問、吳美慧等紀錄，《走過兩個時代的臺灣職業婦女訪問紀錄》，頁54；李錦容，《臺灣女英雄陳翠玉》，頁124-132；曾紀瑩、陳心耕編輯，《護理先進：余道真教授回憶錄》（臺北：臺大醫院護理系所畢業同學會，1996），頁82。

組織護理教育行政顧問一職，遠走中、南美洲，服務開發中
國家，17年後退休。她的英文名字Mrs. Stella Chen-Landauer
享譽國際。退休後，在美積極參與「臺灣人公共事務協會」
及「臺灣人權協會」，並發起成立「全球性婦女臺灣民主
運動」，被列為入境臺灣的黑名單。1988年，她要回臺參加
第15屆世臺會（世界臺灣同鄉會聯合會，World Federation of
Taiwanese Associations, WFTA），她繞道幾處，在新加坡獲得
入臺簽證；不幸，她入境後隨即進入臺大醫院，病逝在她曾
奉獻的地方，[42]陳翠玉這名字才在臺灣再次被人看見。所幸
2006年臺大醫學院護理學系成立50週年慶祝大會中，舉行了
陳翠玉紀念銅像揭幕禮，並正式公認她對臺灣的貢獻。[43]

　　總的來說，白色恐怖讓臺灣失去一位現代護理發展的領
導者；尤其護校時期的護理教育，突破日治時期對護士的養
成只傳授醫學的知識，缺乏護理照護方面訓練的侷限。在陳
翠玉校長深受西方護理專業的影響之下，將真正的護理教育
帶進臺大，以嚴格、人性化的教育，將自己的人文素養有形
無形地散發到學校硬體、軟體各個角落，筆者想用「戰後臺
灣護理界的女先驅」來形容她。

---

[42] 李錦容，《臺灣女英雄陳翠玉》修訂新版，頁217、219、343。
[43] 請參見李錦容，〈追尋一段失落的歷史〉、余玉眉，〈但願時序再
　　現〉、周傳姜，〈本土護理開拓者〉，收入李錦容，《臺灣女英雄
　　陳翠玉》，頁7-28。

第四章

見證臺灣護理的發展
——鍾信心的傳奇

楊美賞

前言

　　鍾信心老師（1923年4月12日至2023年1月8日）出生於日據時代的臺北淡水，父親是教會牧師，全家都是虔誠的基督徒。她的一生都奉獻在護理教育及護理專業，護理足跡跨越兩個世紀，曾留學日本、加拿大、美國，為臺灣護理教育和護理專業發展做了極大的貢獻。

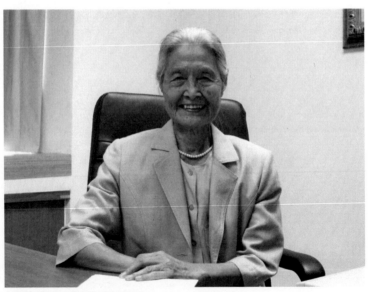

鍾信心教授（楊美賞教授提供）

　　我與鍾老師的結緣，是源於她對護理的大愛。在她擔任臺大護理學系主任及護理部主任的忙碌工作中，仍毅然接受了當年高雄醫學院院長謝獻臣博士的邀請，擔任高醫的顧問及利用假日南下幫忙授課。高醫護理學系的前身為成立於1968年的三年制護理專修科，當時師資羅致困難，謝院長為提升護理科的師資並為成立護理學系做準備，特別邀請鍾老師幫忙，我就是當年負責協助的助教。1974年在她的協助下，我有幸至臺大精神科進修，此後，我們維持亦師亦友的連結。1986年鍾老師胃癌開刀，讓她重新省思人生的價值，毅然提前在臺大退休，抱持服務和回饋社會的心態，接受謝獻臣院長的邀請到高醫護理學系任教，展開了她在高醫36年的另一段精采的人生（1986年8月1日至2022年7月16日）。她曾說在高醫的日子是她一生中最精彩的時期，我很榮幸在老師的人生精華時期，有很多與她共事學習的機會。她為高醫護理學系的發展奠定了穩固的根基，也為南臺灣護理專業發展貢獻良多。為臺灣醫療發展史盡心盡力的陳永興醫師，預計出版臺灣護理發展簡史，希望我能為文記述鍾信心老師見證臺灣護理的發展。我很榮幸也樂意為這位臺灣護理傳奇人物，記述她在臺灣護理發展過程中曾經做過的努力和留下的典範。我試著將其人生發展發分為幾個階段，記述在各階段她的重要見證。

●一 1923-1946年｜接收呼召，與護理結緣

　　鍾老師從淡水女子學院畢業後，17歲時在家人鼓勵下隻身前往東京聖路加女子專門學校學習護理。聖路加的護理專業訓練相當嚴格，除了傳授學生專業的護理知識及技術，也注重全人的人格培養，培植社會責任感和服務人群的精神。這種以愛為核心，以嚴格紀律生活為訓練基礎的生活教育，對鍾老師一生的護理生涯影響深遠。另一影響深遠的是她在聖路加學習時，對現代護理改革者南丁格爾有更深入的認識。南丁格爾提倡「護理是一種科學，也是照顧人生命的藝術」的理念，她不斷的改革護理教育、護理制度及工作環境以及加強護理的專業形象的努力，也對鍾老師影響至深，包括她後來各階段的求學求知，積極投入辦學，對護理信念的堅持都深受其影響。鍾老師從事護理教育工作後許多學生都在她身上看到南丁格爾的風範。鍾老師在聖路加學習期間正值第二次世界大戰，由於醫護人員嚴重不足，使得她在1943年提早畢業，投入聖路加國際醫院的感染科及嬰兒室的臨床工作。1945年8月，日本戰敗無條件投降，鍾老師於1946年2月回到臺灣。

⚫ 1946-1966年 ▌從事臨床護理及護理教育，開啟護理傳承工作

　　鍾老師回臺後於1946年4月到省立醫院（即現今的臺北市立中興醫院）護理部工作。由於光復初期，臺灣受過大戰的摧毀，環境惡劣、醫療設施嚴重受損以至於各種疫病頻傳，例如在1946年發生了天花、霍亂大流行。鍾老師當年也參與公共衛生護士訓練計畫，以因應傳染病防治工作所需的護理人員。由於她在省立臺北醫院服務的關係，而認識臺北護理高級職業學校校長夏德貞，當時鍾老師應夏德貞校長邀請，也到臺北護校教書，這期間鍾老師忙著臨床工作，也同時進行臺北醫院護理人員的教育訓練。她剛由日本回臺，還不習慣講北京話，但上課卻須用生硬的國語講課，學生反應說聽不懂，這些挫折讓鍾老師心裡非常鬱悶，尤其在1947年二二八事件之後，白色恐怖讓臺灣社會失去活力，生活沉悶、不自由。但由於鍾老師的護理學識及能力受到院方的肯定，不久就升任臺北醫院護理部護理長。然而，對當時社會大環境的失望，不久她就辭去臺北醫院的工作。1948年申請到公費獎學金補助，她毅然離開臺灣前往加拿大多倫多大學進修護理教育。

　　儘管鍾老師對臺灣政局失望而出國進修，但對臺灣護理教育的未來仍充滿信心，她堅信從護理教育著手對護理人員

的培訓及護理環境的改善是最直接的著力點。她在加拿大進修的目標就是學習如何推展護理教育，並讓護理環境提升。1949年修完多倫多大學護理教育課程，她繞道日本探訪大哥及回聖路加母校拜訪師長、同學，待了一年才回臺灣。這一年她大多在母校幫忙，學校舉行學術研討會時英文能力不錯的鍾老師，總是義不容辭幫忙翻譯或擔任招待外國學者的工作，這些機會讓她認識許多優秀的護理前輩及國際學者，透過研討會的管道，讓她吸收許多寶貴的護理專業新知。此外，她也經常到聖路加國際醫院幫忙，直接接觸臨床工作，豐富自己護理實務經驗。她認為護理理論必須與臨床照護經驗相互印證，從聖路加開始到後來創辦臺南護校、擔任臺大護理學系主任、以及高醫護理學系主任時，都秉持這個教育實務理念，教導學生「學以致用」的重要性。

　　1950年鍾老師再度回到臺灣，回臺後，她到省立臺北護校任教。出國兩年期間，在加拿大進修的護理教育課程以及在日本聖路加女子專校和聖路加國際醫院的觀摩學習正好讓她發揮所長。一年後，她接受農復會的推薦，參與「省立臺南護校」的建校籌備，第二年被任命為校長。臺南護校是南部成立的第一所省立護校，第一年招生預計錄取44個名額，結果有將近500位初中畢業女生來應考，有很多學生放棄了已考取的屏東師範、臺南女中的資格，選擇就讀臺南護校。當年鍾老師才30歲就擔任臺南護校校長，這是她的專業才能與智識被肯定而受重用。在擔任臺南護校校長時，除了傳授

護理知識及處理學校的行政工作外，她還用愛心照顧44名學生，她威而不怒的儀表以及以身作則的行事作風，讓她與學生培養出深厚的感情。她對於學生課業、環境整潔及個人衛生的訓練非常嚴格，讓學生覺得校長嚴格得像爸爸，所以私下給校長取了「鍾爸爸」的外號。由於臺南護校是當時南臺灣唯一的公立護校，招收的學生相當優秀，畢業後在護理專業上的表現也很出色，對於提升南臺灣的醫療照護資源，有很大的貢獻，這與鍾老師扮演的開創性角色，建立穩固的發展基礎，功不可沒。

　　鍾老師在臺南護校待了六年，1956年年底發生了讓人遺憾不平的「水泥事件」，讓她心灰意冷；第二年五月決意辭去臺南護校校長職位，離開臺南。由於鍾信心老師是臺灣護理界不可多得的人才，當時的臺大醫學院院長魏火曜教授就推薦她到臺大護校任教。1959年鍾老師獲得世界衛生組織獎學金，申請到美國威因密西根州立大學護理學系進修，進修期間，因已有多年的護理臨床及護理教育的實務經驗，很快即掌握學習進度，體會學習的快樂。修完護理學士學位後回到臺灣，到臺大護理學系擔任講師。在臺大護理學系任教三年後，於1964年鍾老師再次獲得世界衛生組織獎學金，前往美國華盛頓大學護理研究所進修，受到當時臺大醫院精神科主任林宗義教授的鼓勵，選定以心理衛生及精神科護理作為研究的學科。當時很少人從事精神科護理，由於林宗義教授正在積極推展醫療團隊全人照護，團隊成員包括醫師、護理

師、社工師、心理師及職能治療師，護理方面就選定培育鍾
老師。1966年8月鍾老師完成碩士學位，隨即回到臺大護理學
系擔任講師，建立大學精神科護理教學模式，開啟了臺灣精
神科護理教育里程碑。她除了在系上教學外同時也參與臺大
醫院院外開辦的精神科臨床護理訓練班的工作，造就很多精
神科護理專業人才。她在精神科護理領域能盡情發揮所長、
貢獻所學，而被尊稱為臺灣的「精神科護理鼻祖」。1997年
世界心理衛生大會在芬蘭的拉提市舉行，我與鍾老師以及旅
居加拿大的林宗義教授和夫人也參與盛會，他們三位是早年
臺大精神科治療團隊的創始者，幾十年來，他們對精神科及
心理衛生關愛未減，三人能在異國相見，真是太難得了。

三 1966-1978年┃在臺大醫院建立合聘制度整合護理教育資源，推展主護護理（primary nursing）照護模式

　　鍾老師對護理教育的理念始終堅持「護理理論必須與
臨床照護經驗相互印證」，但在當時的臺大護理學系和護理
部，因為所屬單位不同，因此多年來實施的並不理想。1972
年擔任臺大護理學系主任18年的余道真教授及擔任臺大醫
院護理部主任14年的尹喜妹主任先後屆齡退休，在兩位主任
退休前，兩個單位各有一套既定模式的運作系統，導致雙方的
互動關係不理想。鍾老師認為護理教育無法脫離實務經驗，同

時臨床護理水準需要提高，護生才能深入瞭解護理的本質，因此改善教學與臨床的互動關係非常重要。她覺得應該有人出來解決這個問題，回想母校聖路加醫院的督導也兼學校的教師，主任也兼學校的教務長，雙方合作良好，因而對「改善臺大護理學系與護理部的互動」有一份深切的使命感。因此當年李鎮源院長問鍾老師是否願接雙邊的主任？她深思雖然擔子很重，還是承擔下來而成為臺大醫學院護理學系及臺大醫院護理部雙聘制度的首位主任。在堅持應有的原則下，鍾老師用毅力、耐心從各方面去協調溝通，在兼顧護理學系與護理部的良性互動中，逐漸讓整個行政系統動了起來，她努力將學校老師拉到臨床，不斷地辦理在職教育，藉此引導雙方討論與溝通，拉近雙方的看法。在此雙聘制度下，鍾老師聘任講師以上的教師兼任醫院護理督導，為拉近彼此間的距離，護理部新進人員的訓練課程安排到護理學系系館，護理長研習會也由護理部與護理學系合作，藉此使抽象的概念漸漸變成實際的護理經驗，同時也盡量讓護理長有機會擔任教職。此外，將護理部各種護理程序訂成專冊，以作為日後護理的標準，讓學生實習時有更多的參考資料。這種教學與臨床密切互動的模式，也逐漸在全臺各教學醫院推展，對護理教育及護理專業的提升有非常深遠的影響和貢獻。

　　鍾老師擔任護理學系及護理部雙邊的主任後，特別重視專業觀念的提升，由於當時國內護理專業書籍並不充裕，她就向國外訂購專業書籍讓護理人員盡量接觸醫護新知，並

特別訂購如手術室手冊、病房清潔手冊等讓護理長及工作人員借閱，以加強環境的改善進度，相對地加強對病人的直接護理。她在臺大醫院護理部主任任內也進行了一項重大的護理變革，在1974年7月推動「主護護理制度（primary nursing）」，每位病人安排一位主要負責護士，完全負責病人的評估、計畫及執行護理照護工作。主護護理改變從前的功能性護理制度，實施主護護理制度後，有效提升護理照護品質。從鍾老師開始推動的這套護理制度，不僅在臺大醫院實施，後來的護理界也採用此種模式至今。

對於發展護理的持續性，鍾老師提出從護理教育的立場而言，臨床護理必須和公共衛生護理配合，並可從病人出院後的追蹤護理著手。雖然，鍾老師後來專攻精神科護理領域，但對於公共衛生護理也十分關心。在臺大醫院護理主任卸任後，她曾短暫被派往宜蘭的澳底保健站協助公共衛生業務，那時澳底保健站只是一個實驗性質的機構，沒有正式的經費預算，訪視箱所需的教材、教具及交通工具摩托車均缺乏，當時澳底保健站的醫師李建廷回顧說鍾老師看到後於心不忍，發了一個願「我去賺錢支持澳底保健站」。不久，她隨著臺大醫療團遠赴沙烏地阿拉伯服務，就將所賺的錢寄回澳底保健站，充分購置各項防治設備，李建廷醫師說鍾老師工作時都充分融入當下所處的場域和生活環境，奉獻心力讓生命發光、發熱。

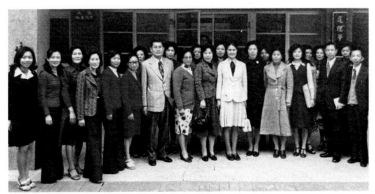

鍾老師（右六）在擔任臺大護理部主任及護理學系主任時，率領教育部評鑑委員到高醫作護理學系評鑑。與高醫謝獻臣院長（左七）及教師合影。

㈣ 1980-1986年 ▌從事國際醫療服務，擴展服務境界

　　卸下臺大醫院護理部主任及臺大醫學院護理學系主任約一年後，衛生署借重鍾老師在護理教育及行政專才，延聘她前往沙烏地支援中沙醫療合作計畫。在援沙計畫中，鍾老師主要負責吉達及霍阜兩所國家醫院的醫務，並擔任吉達國王醫院護理部主任，負責協助衛生政策的改革。在沙烏地阿拉伯的醫療服務六年中，她需在文化背景差異甚大（女權不被重視）的地方，與多國醫療人員折衝，終能順利完成率領護理同仁參與援沙工作，這也是臺灣重大國際醫療外交的成就。1986年鍾老師回臺休假期間，在臺大醫院做身體檢查，結果發現胃部有零期胃癌，因此，辭職回臺接受開刀治療。

胃癌的開刀讓她領悟到生命的有限性，然而現實的覺醒，讓危機變成轉機，她認為這是上帝給予一個重新面對生命的機會。因此，在臺大醫院開完刀出院後，鍾老師就提前辦理退休，履行她對謝獻臣院長的承諾，到高雄醫學院任教。

五 1986-2023年│實踐生命的終極關懷，熱心奉獻於護理

（一）對高醫及臺灣護理的貢獻

　　1986年她抱持服務和回饋社會的心態來到高醫。對於曾擁有過名利、權力、社會地位的鍾老師，在高醫的時光，這些對她已沒有吸引力。鍾老師是虔誠的基督徒，經歷胃癌的手術後，她覺得在這生命的最後階段，要努力履行上帝交付給她的使命，為生命畫下美好的終結。1987年，鍾老師擔任高醫護理學系系主任，由於她行政歷練及實務經驗豐富，加上宏觀的國際視野及嚴謹的行事風格，使高醫護理學系的發展呈現大幅度成長。鍾老師非常關心南臺灣在職護理人員的進修問題，因此在高醫開設護理人員在職進修班，也設立了夜間部護理學系，提供在職人員進修管道、提升護理人員的教育水準。1992年成立了南臺灣第一所護理研究所，培養護理學術研究及領導人才，讓高醫護理學系與國內外的護理系得以並駕齊驅，於護理界的能見度與日俱增。

　　鍾老師在高醫也推動課室教學與臨床相互支援的制度，初期曾遇到一些阻力，但經過不斷磨合、溝通，終於開創新的教學與臨床相互支援的制度。護理學系的老師以專科護理師的身份到醫院臨床直接照護病人；醫院有經驗的護理人員也被聘任至學系擔任preceptor協助指導學生。她當年堅持推展課室教學與臨床的整合理念，與多年後教育部推展的護理教育評鑑的理念相符合，可見鍾老師的高瞻遠矚和先見之明。在護理學系鍾老師是精神科護理組的coordinator，她以身作則親自到病房指導學生實習，帶領護理人員做個案討論，系上有三位老師則以合聘教師的身份輪流到精神科病房擔任護理長。精神病人疾病復發率高，可能與出院後之持續性照顧不足有關，鍾老師認為以醫院為基礎的居家護理可以彌補這個缺隙。當時，衛生署正在試辦精神病人的居家照護，她指示我提出衛生署計畫，配合計畫的推展，讓護理學系精神科組教師全員投入。除了透過讀書會做在職教育外，每位老師都分配居家照護的個案，實際投入居家照護工作，這些實務經驗，後來都成為上課的最佳實務教材。此外，精神科資深教師也以專科護理師的身分推展精神科護理門診，這在當年也是創舉。因為門診病人由看診醫師得到的會談時間很短，而由護理學系教師和病房資深護理師負責的護理門診，正好可以彌補這個不足。病人初診由醫師轉介，複診就可以直接掛護理門診，一次會談可以有45分鐘，這種由護理主導的護理照護措施能有效提升照護品質，也讓我們體會到護理獨特的功能和價值。

（二）精神衛生護理學會成立的重要推手，編撰精神科護理學中文版教科書

在高醫期間，她除了致力改善和提升教學、服務外，對於精神科及心理衛生護理專業的整體發展也非常重視。她與周照芳教授及蕭淑貞教授等人積極籌劃，於1992年成立中華民國精神衛生護理學會，並擔任第三屆及第四屆的理事長。任期內，重視護理權利，會員數增加，也購置會產。在她第三屆理事長任內適逢九二一大地震，因而積極投入災後心理復健及相關研討會。她也致力於協助會員完成個案報告和專案撰寫，並發行「精神衛生護理個案專案專輯」，提出精神衛生專科護理師培訓規劃和教學資源整合專案計畫，促進精神科護理專業的成長。鍾老師睿智敏捷，無論擔任理事長、監事長、理事或顧問，總是給予後輩全心全意的支持和鼓勵。早期國內精神科護理中文教科書不足，在華杏出版社的策劃和支持下，鍾老師與周照芳教授發起編撰精科護理教科書，我跟著鍾老師每星期一次，由高雄到臺大護理部參與編撰工作。當時，每天來回需坐九個小時的國光號汽車，經常於隔天累得起不來，但健朗的鍾老師一點也不嫌累，還笑我是「奧（不耐苦）少年」。經過三年的努力《精神科護理學》終於在1992年出版，這本中文教科書對精神科護理教學和提供臨床護理人員的工作參考有很大的貢獻。

（三）成立信心護理文教基金會，繼續為推動優質護理教育奉獻心力

　　1993年7月鍾老師屆齡退休，護理學系教師及校友為感念其無私奉獻的精神，募款成立「財團法人信心護理文教基金會」。鍾老師感念校友的熱情，也慨捐250萬元，加上募款共計500萬元立案成立本基金會，並推舉鍾老師擔任董事長（1993至2016）。基金會的宗旨在於發展護理教育及提升護理專業。在鍾老師的領導下，基金會對學生國際交流的推展不遺餘力，至今已有上百位在學期間就有機會出國參加國際交流活動，參與海外實務學習，提供的獎助學金也幫助學生專心於學業。退休後的鍾老師仍然天天到校，數十年來，以校為家，自奉甚儉的她經常慨捐資助護理學系師生參加國際會議、出國進修，每年並提供弱勢學生獎學金。她一直是系上老師和學生的重要諮詢對象，她的英文、日文非常流利，國際經驗豐富，經常熱心協助國際交流活動。數十年來，鍾老師始終陪伴著護理學系師生成長，也欣慰分享她們的成就。

（四）親身體驗護理人員在醫療團隊中的專業與創新表現

　　2005年，老師82歲，因骨質疏鬆、關節退化、疼痛難

行,當時的高醫王國照校長為她置換人工關節。她在接受臨床路徑照護的過程,沒有打抗生素、也沒輸血,24小時就下床走路,四天即出院,完全解決走路困難的問題。她很高興親身體驗護理人員在醫療團隊中的專業與創新的表現,也為護理人員找到護理的新方向而高興。

(五)擔任高雄護理師護士公會理事長(2005-2008)、常務監事和顧問,積極為公會的發展盡心力

　　鍾老師常說:在護理生涯的終極階段,上帝把她由學校帶回到她初始鍾愛的臨床實務。在公會任職的十多年期間,她與基層護理人員一起奮鬥,為公會的發展盡心力。在她的領導下,公會出版的「高雄護理雜誌」,封面改為印有公會logo的版本並增加英文摘要。雜誌的刊登,也改以電子檔方式公告於網站,方便會員上網瀏覽下載。基於「護理人員執業登記及教育繼續教育辦法」的公布和執行,她加強會員福祉委員會到各區衛生所辦理會員座談會,強化會員關懷活動,並著手向全聯會申請通過為開課單位,辦理各項護理積分採認手續,為公會會員爭取權益。

(六)護理典範,信心傳承,無私奉獻

　　鍾老師奉獻護理界超過80年,她說踏上護理這條路,是

上帝的召喚，她終生無悔。在生命各階段她傾全力付出自己的智慧、知識、時間和金錢，投入臺灣護理教育和護理專業之發展，轉化護理專業在醫療領域所扮演的角色，是護理界的典範也是臺灣護理的傳奇人物。2021年她榮獲蔡英文總統頒「臺灣護理典範獎」，正是實至名歸。

2021年6月中旬鍾老師因腸胃不適而急診就醫，檢查後發現是大腸癌，高醫醫療團隊盡心照護，手術後家人決定帶她回鍾愛的宜蘭家鄉休養。當時因為正值新冠肺炎期間，醫院管制森嚴，因此在醫院病房以視訊讓她與護理學系老師們道別。在宜蘭休養期間，仍不時有護理界的友人、學生前往探視，陽明交大附設醫院的醫療團隊及護理部林淑娟主任也盡心力維護她的健康，2023年1月8日老師在睡夢中辭世。雖然鍾老師已安息主懷，但她的精神和典範將永留在醫護界與後輩的心中。

鍾信心老師

學歷｜東京聖路加女子專門學校
　　　美國密蘇里州華盛頓大學護理研究所碩士
經歷｜省立臺南高級護理職業學校首任校長
　　　臺大醫學院護理學系主任、臺大醫院護理部主任
　　　高雄醫學院護理學系主任、護理研究所所長
　　　財團法人信心護理文教基金會首任董事長
獲獎紀錄｜第十二屆醫療奉獻獎
　　　　　教育部全國特優教師講
　　　　　衛生署二等衛生獎章
　　　　　護理師護士公會全聯會傑出護理人員奉獻獎
　　　　　賴和醫療服務獎
　　　　　國際護師節聯合慶祝大會護理人員專業貢獻獎
　　　　　高雄醫學大學榮譽博士學位
　　　　　高雄醫學院第二屆榮譽校友
　　　　　日本聖路加看護大學榮譽博士學位
　　　　　臺灣護理典範獎

資料來源

蔡幸娥著，鍾信心、王秀紅總校閱，《護理的信心——走過臺灣歷史的足跡》，財團法人信心護理文教基金會出版。
王秀紅主編，《信心90‧護理傳承》，高雄醫學大學出版，麗文文化事業股份有限公司合作出版。

第五章

戰後美援
與公共衛生護理

邱啟潤

緣起

　　1972年畢業因緣際會即踏入村里衛生工作，當時是中華民國紅十字會臺灣省分會及農村復興聯合委員會（現農委會的前身）合聘的駐村護士，在桃園縣十三鄉鎮推動農村村里衛生與家庭計畫工作。兩年後回高醫擔任公共衛生護理助教，帶護理學系四年級學生在高雄市三民區、前鎮區與屏東縣高樹衛生所實習，至2016年退休，1991年曾借調至衛生署保健處擔任專門委員一年，負責衛生所基層保健業務。回首來時路，參與在公共衛生護理領域一轉眼竟然已過五十年。受高雄市衛生局陳永興前局長之邀撰寫本文，為求周延請國內公衛護理的前輩一起分享其經驗與見聞。

一、美援對臺灣的影響

　　「美援」時期是指自1951年國民政府正式接受美國援助開始，到1965年美國停止援助為止共15年。美援影響了臺灣護理教育現代化，從婦幼保健、家庭計畫，及防癆員、防瘧員、保健員、家計員等，由臺灣省衛生處推動公共衛生事業成果斐然，都有美援支援挹注（中央研究院，無日期）。當時衛生處長許子秋表示，從1959到1964年，美援經費一直佔臺灣衛生經費的30%（張淑卿，無日期）。

　　臺灣當時衛生醫療相對落後，美援最重要的三個核心是經濟、教育及衛生，採取主要的策略包括：控制疫情、人口計畫及醫學和衛生人員教育訓練。其中最突出的就是協助臺大醫學院，於1950年代與美國杜克大學合作，以及1960年代與哥倫比亞大學合作；也協助國軍系統（如國防醫學院、三軍總醫院）和榮民總醫院發展。這三個系統包括臺大、國防及榮民系統，都成為後來臺灣醫療發展最重要的人才及先進技術的搖籃（蔡篤堅、李孟智，2021）。

　　美援的衛生計畫中，在1960至1980年代間，讓臺灣的防癆與防瘧工作與世界同步，並讓相關知識及技術深植於臺灣社會。同時，對臺灣醫事人員的訓練與制度設計等，都產生了一定影響（張淑卿，無日期）。美援扮演著非常關鍵的催化角色，臺灣醫療衛生基礎建立的成功模式，可說是當代國際醫療衛生援助的典範（蔡篤堅、李孟智，2021）。

　　戰後參與臺灣醫療衛生之國際組織，包括聯合國世界衛生組織（World Health Organization, WHO）、聯合國兒童基金會（United Nations Children's Emergency Fund, UNICEF），與美國政府合作之相關機構，如行政院美援運用委員會（美援會，Council for United States, CUSA）、中國農村復興委員會（Sino-American Joint Commission on Rural Reconstruction，JCRR，簡稱農復會），以及由美國民間發起的組織，如美國醫藥在華促進會（American Bureau for Medical Aid to China, ABMAC）、中國醫藥理事會（China Medical Board, CMB）等

（張淑卿，無日期）。僅擇重點分述如下：

（一）世界衛生組織
World Health Organization, WHO

　　二次世界大戰後，在護理專業的全球化、標準化過程中，世界衛生組織（WHO）扮演關鍵的角色。WHO設有獎學金提供會給有意進修衛生相關領域之工作人員，包含護理人員。使接受專業教育與訓練者獲得的專業知識能運用於該領域，最終目的在於期待經過專業訓練的衛生人力資源，得以使本國的衛生事務運作順利，不再需要國外援助。受獎者對獎學金均給予高度肯定，並認為透過獎學金可以為會員國培育合適之專業人員，而這些受獎者常常能居於本國該領域的領導位置。鼓勵受獎者完訓後回到本國工作，是WHO基本態度及其一貫做法（張淑卿，2018）〔註：世界衛生組織隸屬於聯合國，非美援組織〕。

（二）美國在華醫藥促進局
American Bureau for Medical Advancements in China; ABMAC

　　美國在華醫藥促進局之前身為美國醫藥援華會，自1937年由在美華人與美國親華人士所成立，以募款方式資助我國

二戰時的醫藥需求，跟隨政府撤退來臺後更名。援助國防醫學院和振興復健中心硬體建設、參與學校衛生、農村衛生和家庭計畫等重大衛生計畫，長期選訓全國醫護衛生人員赴美進修，後來協助規劃護理和醫學教育改革等工作，成為該局協助臺灣衛生發展的主要方式。該會對參與改造臺灣醫療衛生制度的熱忱始終不減，實際貢獻也很顯著。

ABMAC對護理教育的協助：駐臺劉瑞恆代表應夏德貞校長邀請下，參訪臺北護校（現在的臺北護理健康大學），決定大力支持該校，包括擴充校舍與教學設備；該校屬四年制護校，上課內容包括醫院護理、婦幼護理與公共衛生課程。ABMAC也對1956年成立的臺大醫學院護理學系捐助經費與圖書（賴慧仙、李孟智，2013）。

戰後初期，僅有臺北保健館（今衛生局）作地段服務工作，1947年起在各鄉鎮區設置衛生所，山地及偏遠地區則普設衛生室，由公共衛生護理人員提供地段護理服務。1953年鑒於各衛生所、室之護產人員素質參差不齊，故選出桃園、新竹兩個衛生院為教學區，由ABMAC及農復會資助訓練（張淑卿，2018）。

（三）中國醫藥理事會
China Medical Board, CMB

中國醫藥理事會（CMB）係由洛克斐勒基金會捐資成立

的（蔡篤堅、李孟智，2021），1950年代臺灣的政治社會與經濟發展深受國際援助之影響，且護理教育從醫院學徒培訓轉變為正規教育體系，此變化是護理被視為「專業」的指標之一（張淑卿，2018）。CMB設有獎學金，訓練大專護理畢業生接受一年訓練後成為正式的公共衛生護理人員。

ABMAC與CMB主要負責護理教育人才的培育，特別是1940、1950年代ABMAC的獎助對象以國防體系為主。當陳翠玉至臺大任職後，WHO以及美援的援助，則多以臺大系統為重心，WHO對於臺灣護理，特別是臺大護理模式由德、日制轉變成美式模式扮演了重要角色（蔡篤堅、李孟智，2021）。

臺灣的護理教育則因為北京協和傑出校友和周美玉將軍的關係，在美援的支持下，建立了大學部獨立的護理教育制度，臺北護理專科學校、國防醫學院護理學系和臺大醫學院護理學系主要的改革年代是由協和畢業生出任（蔡篤堅、李孟智，2021）。

（四）農復會鄉村衛生組

1948年農復會成立，將晏陽初定縣經驗移轉至中國農村復興聯合委員會（簡稱農復會）的鄉村衛生組，當時工作內容除修復及增設給水系統及環境衛生之改善，就是衛生工作網之建立。美援經費及物資在臺灣，初期是由美方與行政院美援運用委員會簡稱美援會共同運作。另一美援重要機構為農復會，配合執行農村衛生事業與戰後臺灣公共衛生貢獻良

多。（中央研究院/行政院美援會及農復會，無日期）。農復會鄉村衛生組受美援協助，積極建立衛生醫療網，目前全國368個鄉鎮市區已設有374家衛生所，一直是社區居民健康的好厝邊，以民眾的需求做為服務核心，肩負國人預防保健之工作。

戰後臺灣是以農業為主的社會型態，國家積極推動農村建設時，農復會鄉村衛生組特別關注的重點是與農村相關的人口健康與計劃生育。1948年10月以推動農村復興運動為目的，由中華民國與美國依據「中美經濟合作協定」，共同組成的一個專責事業單位，是戰後推動臺灣農業發展的重要推手（檔案支援教學網，無日期）。

農復會於1979年3月15日結束，其後改組為「行政院農業發展委員會」（簡稱農發會），成為政府最高的農業主管部門；1984年9月20日為統一事權，再與經濟部農業局合併改組為「行政院農業委員會」（簡稱農委會）（檔案支援教學網，無日期）。

二、戰後美援與公共衛生護理

公共衛生護理是第一線及第二線預防工作（primary and secondary prevention），也是基層健康照護中最為核心的專業。公共衛生護理人員的訓練，就是使其專業能力由生手到專家。在這段期間，美援與公共衛生護理人才的培養，有些重要組織與人物值得一提。

（一）農復會鄉村衛生組培訓的村里衛生護士

我於1972年參與「村里衛生與家庭計畫工作」時，由中華民國紅十字會臺灣省分會聘用為駐村（駐廠）護士，協助改善個人衛生、家戶衛生、環境衛生，執行家庭計畫等工作。指導我們的是農復會鄉村衛生組的衛生團隊，因有美國提供資金，比政府機構有更高的薪酬吸引優秀的畢業生；有許世鉅（醫師／博士）組長、護理組柳錦霞（護理）技正、張坤崗（醫師）、邱清華牙醫師、藍忠孚（牙醫／公共衛生），及張遺訓衛生工程師等。柳錦霞技正（我們稱她柳媽媽）至各大學護理科系招募應屆畢業生訓練，面試時就告知要不怕風吹、日晒、雨淋，且還要能接受別人拒絕你；每年培訓30至40名村里衛生護士的隊伍，分駐至農村、軍眷村與外銷食品工廠三個單位，推動衛生工作（邱啟潤，2017）。戰後農村建設的工作成功地整合村里衛生工作於其中，是值得學習的，故越南的衛生官員會到桃園來學習我們在農村衛生的推廣工作。農復會鄉村衛生組與臺灣省衛生處第六科呂槃科長合作辦理村里衛生，由具熱忱的公衛護理人員推動農村的衛生工作及家庭計畫，成績斐然（陳俊傑、顏裕庭、顏啟華、陳宣志、李孟智，2004）。

早年「家庭計畫」在臺灣有反攻大陸的國策下，推展是非常不易的。當時大多數人認為多子多孫多福氣，且是個重

男輕女的時代，故積極倡導「三三二一」的口號，是指婚後三年生第一個，隔三年再生一個，兩個孩子恰好，男孩女孩一樣好；家庭計畫工作是臺灣運用美援之最佳典範（林惠生、李孟智，2016）。家庭計畫推廣的成果，使得臺灣由被援助國成功轉型成為技術輸出國，奠立了經濟起飛的基石（蔡篤堅、李孟智，2021）。

周聯彬認為建立村里衛生教育護士（Village Health Education Nurses, VHEN），是許世鉅首創的概念；她們也同時推廣家庭計畫（蔡篤堅、李孟智，2021）。所以，我參與駐村護士工作時，以村里衛生為名，還需花不少的精力推動家庭計畫。幸好我們具有睿智遠見與擔當的領導者，如行政院院長孫運璿、經濟部長李國鼎、農復會主委蔣夢麟，及鄉村衛生組許世鉅組長等人突破阻力，家庭計畫工作得以化暗為明，自1964年由原村里衛生的孕前衛生工作，正式轉型由衛生處家庭計畫推行委員會為主導的全面家庭計畫工作。公共衛生護士挨家挨戶推廣家庭計畫，對臺灣地區家庭計畫成果之貢獻不可抹滅。然而，由於觀念的改變，目前家庭計畫是鼓勵生育。隨著臺灣人口課題的更迭變化，家庭計畫的策略亦在逐漸轉變中，推行臺灣地區家庭計畫是永遠的挑戰。

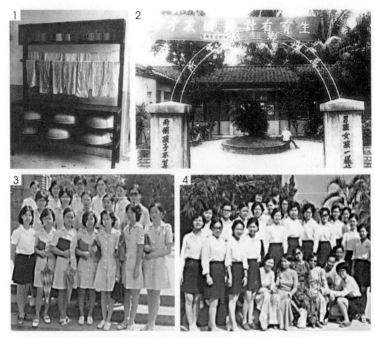

1 ▎村里衛生護士鼓勵每人有自己的個人衛生用具（省衛生處提供）
2 ▎1950、1960年代由農復會補助興建之衛生所典型外觀（屏東縣萬丹鄉衛生所提供）
3 ▎身穿紅十字會臂章制服之村里衛生護士合影
4 ▎越南衛生官員來臺接受「村里衛生與家庭計畫」工作訓練，與村里衛生護士合影

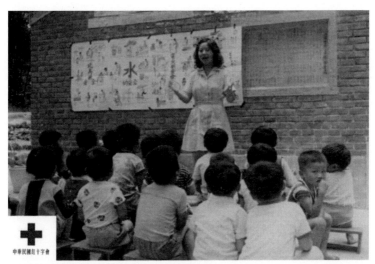

村里衛生護士於農村針對小朋友執行衛生教育

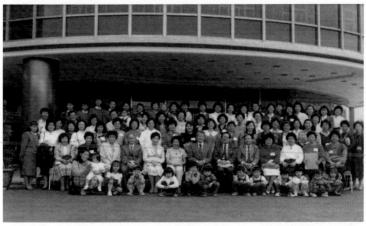

中華民國紅十字會歷年村里衛生護士大團圓於臺中市，公共衛生護理界的前輩柳
錦霞技正、林鳳嬌科長與彭梅蘭主任，與紅十字會的理事長董大成教授都蒞臨。

　　鄉村衛生組的許世鉅組長，一生對我國鄉村衛生之推展，極有貢獻。其夫人（許姚孝英女士）為紀念先生生前對鄉村衛生之推展及奉獻，特洽請美國霍普金斯大學（係許先生之母校）設立獎學金，並捐出美金壹萬捌仟元（係許先生先前獲得之麥格賽賽獎金壹萬元，再加上出售房屋的部份款項美金捌仟元）作為從事鄉村衛生工作有成就，且願繼續在偏遠地區為民服務之年輕醫師赴美深造之用。

　　當時，服務於貢寮鄉澳底保健站（現在之貢寮群體醫療執業中心）的李建廷醫師獲得獎助。他後來回到故鄉高雄，在屏東縣高樹鄉衛生所服務，正好有行政院衛生署醫療網計畫，推動北部金山、頭城與南部高樹三個社區醫學訓練中心，提供醫學生社區醫學的實習。李建廷主任認為在社區服務中不可缺公共衛生護理人員，因此來高醫護理學系拜訪鍾信心主任，期望護理學系四年級學生至高樹衛生所作公共衛生護理實習，我當時是先鋒隊帶著我們N75的學生開始去高樹實習，可見李建廷醫師對公共衛生護理人員的栽培是很用心的。

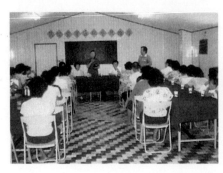

民國74年10月間，許世鉅組長的夫人自加拿大回國，前往該中心二樓會議室聽取簡報，中立者為許夫人，旁坐者為李建廷醫師（農復會鄉村衛生組張坤崗醫師提供）。

（二）臺北市公共衛生教學示範中心是公共衛生人才 培育的搖籃

　　因1959年哥倫比亞大學公共衛生學院Harold W. Brown院長的建議，陳拱北教授在臺北市的城中區衛生所成立臺北公共衛生教學示範中心。它是由臺大醫學院公共衛生研究所、臺灣省公共衛生教學實驗院，及臺北市政府衛生局共同合作管理。提供臺大醫學院各系公共衛生學科實習，全省各衛生局、所工作人員的教學與訓練、辦理示範衛生所之業務及公共衛生之實地研究，直到1979年停辦為止。中華醫藥基金會（China Medical Board）資助80萬美金建立全新的上述教學示範中心（陳秀卿提供）。許多公共衛生系所畢業生，後來都成為社會中堅份子，努力建設臺灣，例如：林瑞雄、邱清華、張博雅、楊志良、藍忠孚、葉金川、陳建仁、涂醒哲、李應元等（醫病平臺，無日期）。

　　當時躋身世界第一流的公共衛生教學示範中心，一年平均四百多名外賓來訪問參觀。陳拱北在1960年獲美援會資助，前往哈佛大學公共衛生學院研修14個月，後來擔任聯合國世界衛生組織顧問；一生為臺灣的公共衛生貢獻心力，有公共衛生之父一稱（國家文化記憶庫，無日期）；是戰後臺灣的公共衛生導師，在公共衛生領域的努力，雖然只有35年，卻留下深遠的影響，包括建立臺灣公共衛生教育制度及運用社

會力量解決人民健康問題，亦培養了眾多公共衛生護理的夥伴（醫病平臺，無日期）。

（三）中華醫藥基金會（CMB）培訓公共衛生護理的精英

CMB培訓的人才是學士後的公共衛生護理訓練，主要是臺大護理系的畢業生。這些人對臺灣的公共衛生護理有很大的貢獻，也培養了許多後進。透過眾人的協助，收集到歷年CMB培訓的人才如下：陳秀卿、郭富美、曾綉容、汪琬、張美保、陳月枝、白富美、陳多美、黃素英、鄭惠美、許雅正、林文珠、丁美和、憚又蓉、方芳英、黃明珠、徐秀英、林晚生、陳月妹（竹宇）、林阿妙（若琛）、林瓊花、王紹珍、王寶蓮、鄒慧韞、劉丹桂、賴幼玲、李芳蘭、彭月蓮、阮玉梅、蔡麗惠、梁翠娥、蔡珊珊、陳惠姿、郭雪玉、廖君娜、陳阿教、張淑良、袁美河、陳偉容、呂素英等。其中許多人都成為臺灣公共衛生護理的領導人才，繼續培訓基層公共衛生護理人員，限於篇幅僅邀請代表性的幾位分享個別的經歷。

陳秀卿

CMB的訓練，是恩師李式鳳與陳拱北教授向美援的中華醫藥董事會（即CMB）申請，該訓練有50%的時間擔任公共衛生護理人員的工作，50%的時間到臺大醫學院公共衛生研

究所（即今日的公共衛生學院）選修相關的課程，包括生物統計、流行病學、環境衛生學、職業衛生、公共衛生護理研討會等課程，並至全省公共衛生與護理機構參觀考察了解其功能與業務，可獲工作經驗又可以念書充實自己，提升競爭力，並實現服務人群，促進與維護健康。1965年結束CMB訓練，任臺北公共衛生教學示範中心公共衛生護士，時該中心主任是恩師陳拱北教授，也是臺大醫學院公共衛生研究所的所長，而護理部主任則是李式鳳恩師，是臺大醫學院護理系公共衛生護理學副教授，當時護理部陣容浩大且最重要，共17名，含護理系公共衛生護理助教、省公共衛生教學實驗院及北市城中區衛生所護士。公共衛生護理工作含地段管理、門診服務、調查研究工作及教學（包括外國參觀研習者）等。門診有健兒、婦產、性病、牙科等，早期還有痲瘋病門診，提供全方位的預防保健服務。示範中心當時還承辦研究調查的工作，如B型肝炎疫苗、麻疹疫苗等試驗研究。

第一年當公共衛生護士，我照顧過經濟困難的一個家庭，有一出生只有1,700公克重的早產兒，且大腿上有未痊癒的傷口，經濟困難無法久住醫院，我用紙箱裝上小燈泡當保溫箱，因有傷口且瘦小，家人，包括嬰兒的母親也不敢幫她洗澡，我幫忙照顧一段時間，有時候假日也得去。另有一名患產後憂鬱症的產婦，其夫外遇，需要人陪伴與支持，也讓我用了相當多的時間。公共衛生護理是第一線與第二線很重要的預防工作。

獲WHO獎學金赴美求學回國，回醫學院公共衛生學系擔任教學工作，學校要求回該教學示範中心前後擔任護理督導與主任工作時，美援已停止了。雖經爭取，無法獲政府經費補助，當時並不重視預防醫學！

時與臺大醫學院曾文賓教授合作做高血壓病人居家照顧研究，與衛生署合作做國民健康狀況調查等，護理工作人員有津貼，但不如美援的津貼！1977年陳拱北主任病重（胰臟癌），正好農復會找我參加鄉村衛生組工作，陳拱北主任終於准予辭職，1979年該示範教學中心結束。在農復會及後來的農委會主要研擬與推動農村慢性疾病防治、高齡者生活改善，婦女副業經營等計畫，當時也協助高醫護理科、系公共衛生護理的教學。

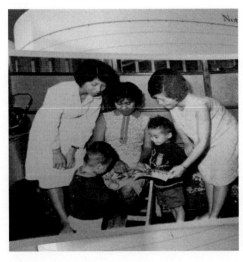

陳秀卿（左側者）當臺北市公共衛生教學示範中心公共衛生護士，帶外賓家訪。

黃明珠

　　1968年於臺大護理學系畢業後，接受一年之CMB公共衛生護理訓練，此訓練在李式鳳老師之指導下，實踐了該訓練之「結合公共衛生理論與社區衛生護理實務」之核心價值。1969年結訓後，在李式鳳老師之引介及王國裕院長之核可下，至臺灣省公共衛生教學實驗院（1981年改制為臺灣省公共衛生研究所，簡稱公研所）任職，由於CMB訓練之基礎及對公共衛生的使命感，對於社區衛生護理工作樂在其中，並常思及開創新策略，以提升工作成效。經兩年的公共衛生護士工作及一年的督導職務，於1973年升任第三組主任，將公研所的研究、實驗服務示範及訓練三大功能環環相扣，且不斷地深入研究探討臺灣省各縣市衛生局、衛生所在推動公共衛生服務的問題，並研發解決問題的策略做為服務示範及訓練之依據，相關的多篇實證研究及服務示範成果，先後發表於公研所的季刊。

　　為有效地提升全國預防保健服務品質，特將示範服務的概念及流程標準化，製作服務模式實作之自學教材，以為衛生所公衛護士社區個案管理及衛生局輔導的依據。1983年與行政院衛生署（現衛生福利部）合作，推動基層保健服務品質改善計劃，並同步進行全國首創之基層保健服務之類實驗之評價研究，以實證服務品質提升之成本效果。同時建置各縣市衛生局保健服務評價電腦化系統，並銜接及促進衛生所

服務資訊化的成效，同時透過全國衛生局、所人員的增能訓練，使其充分應用電腦資訊，增進服務品質之輔導及改善的效能。

有幸於1987-1988年接受衛生署贊助赴美進修一年，完成社區衛生護理碩士，並於1989年接受ABMAC之補助，在姚克明所長的支持下，分段赴美進修，於1993年完成衛生行政之公共衛生博士。26年的公研所歷練，已養成工作上的宏觀視野及追求卓越的理念。為能以政策面提升全國預防保健工作的成效，故於1995年進入衛生署保健處（現國民健康署）擔任副處長，四年期間，透過研究與政策規劃的結合，與基層縣市衛生局、所的密切合作，及相關醫療保健資源整合之應用等策略，提升了政策制定、執行及評價的品質及效能。退休前，適逢精省及全國衛生行政組織再造，特進行公研所、婦幼衛生研究所、家庭計劃研究所及省衛生處相關科的整併。基於知識不足以改變行為，故開創社區健康營造新政策，此政策擴及全方位的健康社區，除居民外還涵蓋相關組織及職場，如：健康醫院、健康學校、科學園區……等。藉由中央跨部會之合作，及引導更多的社區相關組織，採用組織內部支持系統連結……等多元策略，共同推動社區的預防保健服務。1999年退休後，仍致力於各縣市衛生局、衛生所的輔導，期落實各項預防保健服務與社區健康營造策略的結合及發展。近年來老年人口的增加，政策應有多面向之鼓勵機制，以發展有效地推動預防保健及健康促進之策略，以增

加健康餘命，而減少長照的沉重負擔，此應為刻不容緩的衛
生政策目標。

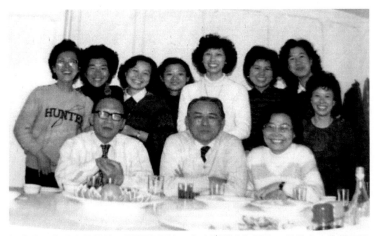

契合的工作理念使得第三組服務示範工作之團隊合作愉快，前排右一為黃明珠
主任。

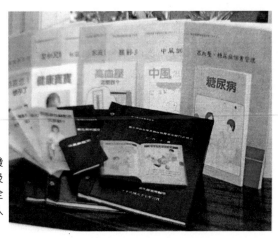

基於示範成果，開發
一系列的實作手冊及
衛教手冊，一直為全
省衛生所公衛護理人
員工作上的聖經。

賴幼玲

　　1970年於臺大護理系畢業，接受一年CMB公共衛生護理訓練，正值陳秀卿老師自美返國指導，1971年7月至省衛生處第五科林鳳嬌科長處任職護理督導，輔導臺中縣市及苗栗縣保健業務，股長任內與農復會鄉村衛生組合編教材，推動家政班學員衛生教育教材。1979年到高雄市政府衛生局擔任第五科科長，將婦幼衛生、家庭計畫、托兒所幼稚園兒童健康管理，綜合在公共衛生護理股，提升五科人員職稱自技士、技佐為護理督導員，爭取考用合一，市立醫院設護理師職稱。與高醫護理系合作辦理護理人員在職訓練，協助本科工作人員以主辦業務分析提出研究報告，執行業務督導及考核。1989年至衛生署醫政處服務，1993年至行政院六組任參議，協助推動審查衛生業務等。1997年任衛生署企劃處副處長，協助處理企劃處業務，如公共衛生發展史、推展醫療衛生機構品管圈等，至2003年底升任企劃處處長，2004年3月退休。其後，曾分別擔任歐巴尼基金會副秘書長與婦幼衛生協會秘書長。

陳惠姿

　　1973年CMB結業後，在臺北市公共衛生教學示範中心擔任公衛護理師，提供第一、二線的預防保健服務，包括地段管理、門診等服務。1974-1978年在農復會鄉村衛生組擔任技

士,負責桃園、苗栗、屏東加速農村建設及眷村的村里衛生推動,食品工廠個人衛生及作業流程改善(約有180位紅十字會約僱護理師第一線作業),人口教育(國小各科教科書修訂兩個孩子恰恰好),金門、澎湖離島護理人員養成及留任計畫等。1978-1981年於高雄市天主教聖功醫院擔任居家護理師,早產兒、缺陷兒、第一胎新生兒居家訪視。1981-1990年於高雄市政府衛生局任職,從技士、臨床護理股長、科長,負責護產業務規畫、推動及護理人力進階培育。

1995-1998年擔任輔英技術學院護理系副教授、主任。1998-2014年任職輔大護理系副教授,負責社區護理教學,2002-2005年創辦老人學程、長照學分學程及碩班長照學程。1999-2003年擔任中華民國長期照護專業協會(簡稱專協)理事長。2014年退休後,擔任專協顧問及家屬支持委員會委員,推動照顧者自我管理工作坊(Building Better Caregivers, BBC),至今有八縣市辦理該工作坊,每年約二十班;目前擔任四個天主教單位董事或顧問,協助推動長照業務。

結語

經由整理本文,發現臺灣公共衛生護理的前輩多為臺大護理學系的畢業生,再接受CMB的訓練後,這在當年是很稀少的菁英;又能留在公共衛生護理的領域,繼續執行後輩的教育訓練,成為當今公共衛生護理的典範。這些都是美援對

於臺灣護理界培養的人才，是難能可貴的。

衛生所的公共衛生護理人員服務於社區，是最貼近民眾的基層專業人員，需要不斷面對新的問題，接受新的挑戰；政府需要繼續提供培訓，強化其專業能力，猶如當年CMB訓練的公共衛生護理人才。此外，還應增加人力，使公共衛生護理師與人口比能達到國際的標準，為社區民眾提供優質的第一線與第二線預防保健服務。

誌謝

本文得以完成要感謝陳秀卿、黃明珠、陳惠姿、賴幼玲撰寫其本人公共衛生護理的經驗，及陳秀卿、黃明珠對文章內容的指正與建議，鄒慧韞提供CMB受訓學員名單寶貴的資料。

參考文獻

中央研究院（無日期）。行政院美援會及農復會。於公衛檔案:美援與臺灣。https://openhouse2022.archives.sinica.edu.tw/%E8%A1%8C%E6%94%BF%E9%99%A2%E7%BE%8E%E6%8F%B4%E6%9C%83%E5%8F%8A%E8%BE%B2%E5%BE%A9%E6%9C%83/

中央研究院（無日期）。美援護理。於公衛檔案:美援與臺灣。https://openhouse2022.archives.sinica.edu.tw/%E7%BE%8E%E6%8F%B4%E8%AD%B7%E7%90%86/

林惠生、李孟智（2016）。臺灣推行家庭計畫成功經驗對公衛施政的啟示。臺灣衛誌，35（1）1-8。

邱啟潤（2017）。駐村護士見證的社會變遷。頁5-7。於王桂芸：社區護理的深耕歲月-你我共同走過的足跡。臺灣護理學會出版。

姚克明（1998）。樹人樹木四十年──臺灣省公共衛生研究所成立四十週年紀念特刊。臺灣省公共衛生研究所。

張淑卿（無日期）。單元四：美援與臺灣醫學/第四部臺灣醫學史特殊脈絡/醫學史課程基本課程綱領。https://www.ihp.sinica.edu.tw/~medicine/medical/index/program15.htm

張淑卿（無日期）。單元十五：美援與臺灣醫療衛生/第四部臺灣醫學史特殊脈絡/醫學史課程基本課程綱領。https://www.ihp.sinica.edu.tw/~medicine/medical/read/read_15.htm

張淑卿（2018年6月）。世界衛生組織與1950年代臺灣護理專業之發展。國史館館刊，（56）43-96。

陳秀卿（1972）。公共衛生護理工作調查研究，臺灣衛生，革新（83）12-16。

陳俊傑、顏裕庭、顏啟華、陳宣志、李孟智（2004）。社區為導向的家庭醫業。臺灣家醫誌，（14），113-120。

國家文化記憶庫（無日期）https://memory.culture.tw/Home/Detail?Id=11

000097101&IndexCode=MOCCOLLECTIONS

蔡篤堅、李孟智（2021）。美援對臺灣二戰後醫療衛生發展影響。臺灣衛誌，40（6）600-610。

賴慧仙、李孟智（2013）。美國在華醫藥促進局（ABMAC）與臺灣公衛和醫護發展。臺灣衛生公共雜誌，23（6），517-525。

檔案支援教學網（無日期）。臺灣衛生醫療體系的建置與發展>醫政與藥政>中國農村復興聯合委員會https://art.archives.gov.tw/Theme.%20aspx?MenuID=1246 https://art.archives.gov.tw/index.aspx

檔案影像來源（無日期）。國家發展委員會檔案管理局，檔案支援教學網。
https://art.archives.gov.tw/FileImg.aspx?FileID=2733&ImgID=9432

醫病平臺（無日期）。「陳拱北」戰後臺灣的公共衛生導師。https://health.udn.com/health/story/6001/4756984

第六章

臺灣護理教育於歷史流變中的沿革與現況

胡文郁

楔子

　　臺灣護理教育發展迄今已逾二甲子，始於1625年荷蘭佔領臺灣引進西醫醫療後，1865年外籍宣教士來台傳道，有護理背景的宣教士夫人開啟了「非正式護理養成訓練」；1879年加拿大籍宣教士馬偕博士於淡水創建「偕醫館」（馬偕紀念醫院的前身），當時仍尚未有「正規的護理教育」，大多數皆由具護理背景的醫師夫人或外國護理基督宣教士負責傳授，經過在職培訓後的女性宣教士或助手，即可照護住院病人的護理工作，由於與西方醫療傳道關係密切，還被賦予彰顯基督精神的使命與角色。進入日治時期及二次戰後，歐美國家護理宣教士陸續自中國大陸輾轉來台，開設教會醫院、照護機構或護理學校，多以「偏鄉或資源缺乏地區」為主。

　　臺灣制度化的護理教育訓練，始於日本政府在台設立「看護婦訓練班（1897）」，歷經50年的日治時代，但初期限收日本人，臺灣人接觸學習現代化護理和從事護理工作的機會都相當有限，1941年臺灣保健協會設立「保健館」，開始有計畫的培訓公共衛生人員。此時期臺灣接受過護理高等教育的專業人才非常稀少，「陳翠玉女士」及「鍾信心女士」兩位臺灣本地人，先後於1938年及1940年至「日本東京聖路加女子專門學校－護士科」就讀，吸收「西式現代化醫護知識」，1942年陳翠玉學成返台。正逢戰爭期間，臺灣護

士極為短缺，隨戰事緊迫，1943年10月臺灣總督府創辦「南方要員鍊成所」培訓「戰時醫護人員」，陳翠玉女士開始在「保健館」辦理臺灣地區「保健婦」養成計畫，擔任示範教學的任務，並負責舉辦戰地醫院「護士訓練班」，培訓戰時醫護人員，負責空襲時的救護工作，此為臺灣地區養成「保健婦」人才之肇始，陳翠玉女士則為當時「護理教育」的靈魂人物，讀者可從本書第一章及第二章窺見「教會醫療傳道時期」以及「日治時期」臺灣護理發展的孕育環境。

　　直至二次大戰（1945）後，臺灣脫離日本統治後，因著國內風起雲湧的民族自決氛圍以及護理人員數的成長，外國宣教士逐漸淡出，但他們對臺灣土地和人民的認同與愛，留下許多典範，仍令人感佩。臺灣護理專業發展的艱辛歷程與樣貌，已撰述於第三、四及五章。本文將從二次戰後的歷史脈絡，以臺灣護理教育的發展為主軸，試著從「政治經濟環境、數位資訊科技、健康醫療政策與社會文化變遷」等視角，敘述隨之演變與發展迄今，護理教育的「第二甲子」及邁入「第三甲子」之初，筆者在正規護理教育與「教育評鑑、證照考試、創新研究、臨床實務和經濟／社會／文化……」等次系統間的錯綜複雜關係，期能從個人所搜尋的資訊及有限的經歷，窺見並撰寫臺灣護理教育的「一隅」以及重要的「發展里程碑」。

臺灣護理教育的發展歷程

1. 護理教育:理念孵育期(1945~1955)

　　1945年二戰結束後,日治時期的各公立醫院及教會醫院的「看護婦養成所」紛紛停辦,日籍護士被遣送回國,1946年聯總駐台辦事處附設「護士訓練班」,少數教會醫院開辦的「看護婦養成所」更名為「護士訓練班」,當時陳翠玉女士擔任主任,也訓練學校「護理教師」兼任醫務室護士」,甚至率領自己培養出來的「公衛護士、臺灣公衛醫師和隸屬於WHO團隊」前往疫區,這批「戰地護理人員」於戰後分別成為臺灣「校護與共衛生護理」的先鋒,有些則加入醫院臨床護理的行列,她也成為當時「護士教育」的靈魂人物,足堪稱「臺灣南丁格爾」。

　　但當時的護理人員培育仍未被納入正規教育體系,至臺灣省政府成立,教育當局有鑒於護理教育「有急待發展」的必要;1947年陳翠玉女士開始籌備「臺灣省立臺北高級醫事職業學校」,並訂定臺灣護理教育制度(包括三年護理與一年助產課程),後來更名為「省立臺北高級護理助產職業學校(簡稱臺北護校,為國立臺北護理健康大學的前身」-臺灣第一所護理職業學校,但她因228事件出國留學,該校由中國來台的「夏德貞女士」擔任首任校長,創設「教學醫院-婦幼

衛生中心」，首開護理學校有「附設醫院」的先例，1948年
陳翠玉女士學成返國，也擔任該校兼任教師。

　　1950年代，臺灣的政治社會與經濟發展深受「國際援助」
的影響，當時世界衛生組織（以下簡稱WHO）對護理專業朝
向全球化與標準化的發展過程，扮演著關鍵性的角色。WHO
設立獎學金提供機會給有意進修的衛生相關領域工作人員
（包含護理人員），其中有二個主要負責「護理教育人才培
育」的機構，一是由在美華人與美國親華人士於1937年成立
的「美國醫藥援華會（美國在華醫藥促進局的前身，American
Bureau for Medical Advancements in China；以下簡稱ABMAC）」，
其跟隨政府撤退來台，以募款方式，於1940~1950年代，資
助我國二戰時的醫藥需求，獎助對象多數以「國防體系」為
主。另一個是「洛克斐勒基金會捐資成立的中華醫學基金會
（China Medical Board；以下簡稱CMB）」，其設有獎學金，
主要是培訓學士後畢業生（臺大護理學系），接受一年訓練
後，成為正式的「公共衛生護理人員」。

　　1949年國防醫學院接獲政府遷台指示，「余道真」中校
也於3月隨著「國防醫學院」師生一起抵台，她負責高護及
「大護」的護理教學，當時學校沒有教室，學生拿著小板凳
在樹蔭下上課。1949年8月臺大傅斯年校長邀請陳翠玉女士任
職臺大醫院「護理部主任」，整頓臺大醫院並籌辦「臺大護
校」。1950年陳翠玉主任成立臺灣大學醫學院附設醫院附設
「高級護士職業學校（臺大護校的前身）」，成為臺灣第一

家「醫院附設的護理學校」且「招收男生」，她將臺大護理模式由「德／日制」轉變成「美式模式」，此時，WHO以及美援也因陳翠玉校長而將援助重心，從國防系統移轉至「臺大系統」（詳見本書第一章及第二章），臺灣護理教育自此正式納入「教育系統」。

　　同時（1950）考選部開始設置「護士」及「助產士」類科醫事人員考試，護產學生畢業即可報考取得「執業證照」，此為護理專業教育品質把關的濫觴。當時許多醫院為了培養臨床所需護理人員，均陸續設立「醫院護士訓練班」和「附設護理學校」；就「公立」學校而言，臺灣省政府也陸續成立「臺灣省立台南高級護理助產職業學校（1953）」、第一所「招收高中畢業生」的「臺灣省立護理專科學校（三年制護理科，1954）」以及「臺灣省立台中高級護理職業學校（1955）」三所公立學校，將臺灣護理教育逐漸提升到「專科」程度，至此，臺灣護理教育納入教育體系後，邁向專業正常發展階段。

　　「教育部」於1952年參加WHO在臺灣舉辦的「西太平洋區域護理教育研討會」，聽取與會護理專家的建議後，決定開辦招收高中畢業的護理「學士班」，同年年底，在美國護理教育專家胡智敏女士的協助奔走下，「周美玉將軍」向教育部爭取國防醫學院護理科的「大護」畢業生，與一般大學層級具相等的「學士學位」制，1954年教育部正式承認，凡合乎教育部規定標準的學院或獨立學院所設立之護理學系

學生，修業期滿考試及格者，得由各校院授與「理學士」學位，並在北京協和傑出校友、周美玉將軍和美援支持下，國防醫學院護理學系畢業生始可獲頒理學士學位，建立了臺灣「大學部」獨立的護理教育制度。1955年依據WHO與美援會的建議，教育部允准國立「臺灣大學醫學院」籌設護理學系，自此開啟臺灣高等護理教育之先河。

2. 制度發展：專業萌芽期（1956～1975）

所幸有前述護理菁英劈荊斬棘地帶領著臺灣護理教育實務的發展，加上WHO以及美／加援華組織在臺灣設立據點，提供及培育「護理師資」的援助計畫，薦送臺灣優質護理人員前往美加地區攻讀「學士或碩士」學位，促使臺灣護理教育的種子萌芽與發展，奠定爾後開辦「大學」護理學系的基礎。1952~1956期間，臺大傅斯年校長力邀臺大護校「陳翠玉校長」積極籌畫並擔任創系主任，陳翠玉女士於臺大護理學系籌備期間，篳路藍縷地全心投入，她除了積極規劃「學士」課程，也提出培育「碩士／博士」人才的前瞻思維，1956年成立「國立臺灣大學-護理學系」，並於8月完成「全國大專聯合考試」，招收第一屆學生；10月，WHO興建「駐台護理教育組」聯合辦公室，護理學系的各護理科目教學則由WHO「Macky（護理技術與在職教育）、Harget（婦產科護理）、Rasse（兒科護理）、Brown（行政教育）及Howard

（精神科護理）」等外籍護理顧問分擔，臺大醫院護理部各相關科別的護理長也都要隨班上課，也奠定了日後臺大護理學系結合「理論教學、實務與研究」的傳統核心價值。由於她對「護理專業的堅持、民主公義與認真求是」的態度，卻因「鋼琴事件」被誣告身陷官司纏訟3年，暫由醫學院魏火曜院長擔任「代理系主任」。

1957年2月國防醫學院護理學系「余道真」教授，在臺大「錢思亮校長」的積極說服下，被借調接任臺大醫學院護理學系－系主任職務。1959年陳翠玉校長雖獲平反，她選擇接受WHO護理教育行政顧問一職，遠赴中、南美洲，服務開發中國家，「臺大醫院附設護理職業學校」也奉教育部核准停辦，於1960年結束了公立醫院附設護理學校的歷史。陳翠玉校長將「真正的護理教育」帶進了臺大，將自己的一生貢獻給臺灣，臺灣護理教育終於打破過去一直被侷限定位於「技職教育」，提升到「學士」程度，且進入高等教育體系，實為臺灣護理教育史上的重大里程碑（詳見本書第二章），此項變化也是促使護理被視為「專業」指標之一。

余道真主任擔任臺大護理學系系主任15年期間（1957~1972），從沒有系館，1960年十一月，向「ABMAC」提出申請，獲得該會捐贈美金十二萬元，建造一座全新的系館及購置教學器材和新大樓所需的內部設備。由於1960年代出版中文內外科護理學的作者均為醫師，余道真女士親自將基本護理技術的講義，有系統地編成教材，此書成為往後臺

灣成立的護理科系教師的重要參考資料。1962年新護理學系館竣工，臺大護理學系正式有屬於自己的獨立系館，她懷抱護理「以人為中心」的照護理念，秉持嚴謹與宏觀的教育目標，任職前十年間，經歷三次課程修訂，發展臺大護理教育及學術之架構。並以多元策略，發展與落實「課程、教育、研究、人才培訓、服務與國際交流」，在1958年至1966年間，陸續保送教師前往「美國、日本、紐西蘭」等國家，進修護理行政、護理教育或攻讀碩士學位，總共有17人次，分別獲得WHO、CMB和ABMAC的獎學金；1966~1968期間她也協助臺灣「其他護理學校以及琉球與泰國」護理教師的代訓與交流，自此奠定臺大護理學系「以人為中心」的扎實教育體制與特色，引領臺大護理學系成為全臺灣高教護理學系之首，培養畢業的優秀系友們，對國內外護理及醫療照護體系產生深遠的影響及卓越貢獻。她畢生奉獻於護理教育，1997年退休赴美，並獲聘為臺大名譽教授。

　　「技職教育」以教導「初中」畢業生為主，著重於培育職場所需的「技能」；而「高等教育」則以教導「高中」畢業生為主，課程兼顧「博雅及專業」教育，旨在培育學生未來發展／進修需具備的基礎能力，二者在「辦學理念、目標及課程規劃」有明顯地不同。但臺灣護理教育並未因一般大學護理學系的成立而持續擴展高等教育，可能當時一般民眾僅有小學六年的國民義務教育，普遍地認為護理是一項以「技術」為主的工作，只需職業教育就足夠，仍陸續成立許

多私立高級職業學校（開設護理科、助產科或護理助產合訓科）；加上花東偏鄉及原住民的護理照護需求，1959年，馬素珊女士是花蓮門諾醫院唯一接受過現代護理碩士教育的人，勇敢提出創辦「花蓮門諾醫院附設門諾護校」承接宣教士傳揚福音的理念及現代護理的專業需求；爾後，陸續增設「埔里基督教醫院附設護理學校（1962）、天主教聖母護校（1964，現名聖母醫護管理專科學校）、崇仁護校（1966，現名崇仁醫護管理專科學校）以及耕莘護校（1971，現名耕莘健康管理專科學校）」等高級職業學校，至1971年開辦近10所私立「高職」護理科。雖然1961年內政部頒布「護理師」名稱來肯定高等護理教育，1963年考試院也頒布「醫事人員資格檢覈辦法」，護理師「資格檢覈」，將護理人員執業證書分為「護理師」與「護士」兩類，以區隔「高職與大專」教育程度的護理人員，更於1968年改為「護理師檢覈」考試；但爾後近半世紀，由於護理實務工作始終仍無法明確地劃分「護士」與「護理師」的角色功能，讓一般民眾仍認為只需要接受高職教育就可以擔任護士，此也成為阻礙提昇護理教育程度的重要原因之一。

臺灣國民政府自1951年始至1965年止，前後共十五年，正式接受美國援助，美援著實扮演著非常關鍵的催化角色，促使臺灣建立基礎醫療衛生的成功模式，也深深地影響了臺灣護理教育的現代化。1963年「臺灣省立臺北護理助產職業學校（臺灣省立臺北醫事職業學校的前身）」改制為五年制

專科學校，與「臺灣省立護理專科學校（新增五年制護理助產科，招收初中／國中畢業生）」，合併為「臺灣省立臺北護理助產專科學校（三年制護理科，國立臺北護理專科學校的前身）」，是臺灣第一個五年制「護理專科」教育，提供「高級護理職業學校」畢業生有再教育的機會與管道。1967年由於國民教育延長為九年，加上配合國家經濟需求，當時教育部優先並加速發展「職業及專科」學校，在此大環境的變遷下，促使五年制護理專科學制快速成長，陸續有四所私立專科學校開辦五年制護理／助產科；各學校為了培育護理人員，幾乎每一所護理專科學校增設「二專」護理科，主要招收護理高職畢業生，提供其進修管道。

　　前述臺灣護理教育發展的屐痕，道出「臺北護理專科學校、國防醫學院護理學系及臺大醫學院護理學系」護理教育改革的年代，主要都是由「協和畢業生」擔任領導，此著實融合了醫院自辦的「西方教會護理」與「日本殖民護理」以及學校教育體制的「美式現代護理」，當時臺灣多元且複雜的護理教育學制，卻也深遠地影響了現行各學制間課程缺乏銜接，以及各校課室與實習教學品質的落差。為了促使「教學與臨床護理實務」標準統一，延續過去「服務、教學與研究」並重的教育理念，臺大醫院於1973年首創實施「雙聘制」，當時臺大護理學系「鍾信心系主任」和「所有教師」均實質兼任醫院護理部「主任、副主任、督導長護理長及護理師」等職務，臺大護理學系也聘請部分符合大學教師資格

的醫院護理部「臨床督導長或副主任」擔任兼任教師，協助帶領學生臨床或行政實習之指導，落實臺大護理的「系部合一」制度，此也影響日後成大醫學院護理學系的「醫院兼聘」制度。

3. 制度轉型：成長蛻變期（1975～1995）

1975年後，可能當時美援停止國外獎助金，薦送人員出國進修護理碩士／博士機會減少、政府鼓勵私人興學，加上臺灣公私立醫療院所快速擴張的發展趨勢，醫院病床數隨之快速增加；1976年「花蓮門諾醫院附設門諾護校」停辦，臺灣護理教育的發展正式走出「隸屬於醫院體制」，全部納入「學校教育」體制。「高醫（1975）、中國（1975）、北醫（1977）及中山（1987）、……」等校逐漸將「護理或助產專科」改制為「護理學系」，陽明（1986）、慈濟（1997）等大學也陸續成立護理學系。1978年開始，衛生署（衛生福利部前身）逐年進行與推廣全面醫院評鑑後，1980年以後，各醫院為符合評鑑的要求，開始增聘合格護理人員，增加對護理人力的需求；大量招收學生就必須有足夠且合適的實習場所，以及聘請優質的實習指導教師，但絕大多數私立護理高職及專科均無附設醫院，再加上師資不佳和護理人力不足，此時期的教科書也非常有限，除了原文教科書外，學生主要依賴上課講義或手抄筆記，嚴重影響到護理教學品質，

尤其護理臨床實習的教學品質參差不齊；雖然1970~2002年期間，胡志敏護理人員獎學金、王郭煥煒護理客座學者獎助基金及中華醫藥促進基金會護理進修獎學金，每年選派數個臺灣護理人員赴美進修「臨終、癌症、居家及護理行政」等碩士或博士學位，為臺灣儲備護理師資、研究和重要的護理領導人才，對臺灣護理專業發展影響深遠。

　　臺灣的「助產」教育自日治時期開始，就一直與護理教育密不可分，大部分護理「高職及五專」都開辦「護理助產合訓科」，培養學生「護理」及「助產」兩種能力，也隨著醫院診所的普及，婦女生產場所傾向選擇「醫院」者增加，對「助產士」的需求逐漸降低，導致助產學生不容易獲得「實習接生」的機會，1981年「國立臺北護理專科學校（國立護理健康大學的前身）」取消護理助產合訓課程，各校也自1990年始紛紛結束「護產合訓」的教育模式。1961~1981期間，臺灣呈現私立護理高職及五專層級「學校數及學生人數」快速擴增的情形，每年畢業生人數護理高職成長6倍（從每年約300人增加至1,800人）；護理專科成長4倍（從每年約300人增加至1,200人）；而大學護理系每年畢業人數卻一直低於或接近100人，「大學」畢業生總量相對「高職及五專」顯得相當稀少，1980年以前，臺灣護理高等護理教育（碩士）的發展，可說相對地緩慢。

　　1979年國防醫學院奉國防部核准開辦第一個「護理碩士班」，此時，臺灣第一位護理博士-余玉眉女士，學成返國服

務，為臺灣護理教育注入希望的泉源。她承襲了陳翠玉校長
對臺灣護理教育的願景，戮力於臺灣護理「師資培育」以及
「教育學制」的發展，提升護理學位制度至「碩／博士」層
級。臺灣至1980年左右，才開始有中譯本教科書可供參考，
雖然國外期刊是重要參考文獻，但對大多數高職或專科學生
而言，可近性最高的新知來源應是中文「護理雜誌」。

　　1981年6月臺大護理學系的系友們，秉持臺大護理「服
務、教學與研究」的系統觀，在「促進護理教學與學術研
究，進而提高護理素質以及增進社會福利」的共同理念下，
發起成立「財團法人道真護理教育研究基金會」，余道真女
士也將其「基本護理學」著作的版權及版稅全數捐給該會，
基金會設立「進修及研究獎助金」、舉辦「護理學術研討
會」以及補助「護理圖書及教學設備」等，藉此提升我國護
理教育與研究之水準。並於1982年舉辦第1屆「護理教育」
研討會，為當時國內少數以護理為主的研討會，更是開創護
理教育研討會之先驅。臺大護理學系至1984年成立臺灣第二
個護理研究所，於開辦初期，「臺大及國防」兩校碩士班師
資，經常互相支援教學。自1985年起，該會陸續出版《健康
與疾病行為之護理》、《護理研究》及《身體檢查與評估》
等重要護理書籍或教材，成為護理學子學習必備之護理教
科書。40年來，該會在「余玉眉、劉碧玉及陳月枝」歷任董
事長的帶領下，基金會從1983~2005年共22年期間，除了頒
發出國進修獎學金，栽培20位「國際化護理人才與師資」，

返國後，都能貢獻一己之長，且成為當代臺灣護理界的領
導人才。陸續出版超過20本護理專業著作以及推行逾10個涵
蓋質化與量化的護理研究案；並舉辦超過200場的國內外護
理教育相關之多元與系列研討會，其中包括23場國際交流活
動（1986-2022）及23場國際會議（1988-2008）」；1986年
至1988年與「美國、加拿大、日本」學者共同舉辦跨國研討
會，促進國內外護理教育與研究之交流，引領著國內護理教
育之發展；直至1990年以後，國外進修博士學成返國的護理
師資已累積至幾十位，才有大量出版臺灣護理學者自行編寫
的中文教科書提供學生參考。

　　1991年5月臺灣首度頒布「護理人員法」，更增加醫療
院所對合格護理人員的需求，加上此時期臺灣民眾教育程度
普遍提高，護理技職教育相對於大學教育，招收學生數量仍
非常龐大；每年畢業生，護理高職及五專超過3,000人、護理
專科更達4,000人，大學護理學系僅約300人，至1994年也才
500人，在同年護理畢業生中只佔5%。教育部為提升實用專
業人才素質，增進技職教育品質，於1995年修訂「專科學校
法」，明定教育部得遴選符合大學設立標準之專科學校，改
制為「技術學院」且專科學校改制為技術學院者，教育部得
核准其「專科部」。「國立臺北護理專科學校」於1994年改
制為「國立臺北護理學院（臺北護理健康大學的前身）」，
為國內的第一所獨立學院。護理教育學制的演變，學位已從
技職體系高職（／五專／二專）、專科（五專／二專）及科

大（四技／二技）統稱副學士，往上提升至高教體系的大學（學士）與研究所（碩士）。

4. 角色擴展：蓄勢待發期（1996～2015）

　　臺灣癌症自1982年起一直居十大死因之首，高科技醫療設備及臨床試驗等先進醫療，延長癌症和許多慢性病病人的生命末期痛苦的時間，間接也造成許多無效醫療；臺灣醫療生態及醫療制度也因1995年開始實施「全民健康保險制度」後，在成本效益的考量與壓力下，照護型態逐漸面臨改變與轉型。長期以來，國內健康照護相關政策多以「醫療」為主，導致護理照護負荷日益沉重，弱化護理畢業生留任意願，進而引發我國護理人力「供／需」失衡，此突顯了需全面檢視「護理人員養成過程、護理藍圖／制度及研擬全面性護理政策」的急迫性。1993年趙可式女士因在臨床照顧末期病人，感受到末期臨終病人的痛苦，赴美學習「臨終照顧與安寧療護」，取得博士學位後返國，1994年始，任教於國立陽明大學，首先在護理學系及醫學系開設生命末期照護課程，是臺灣安寧療護教育的先驅，其不遺餘力地在「教育、服務、政策及研究」等面向，積極推展臺灣「安寧緩和療護」之人才培育，有助於臺灣兩度在全球「死亡品質（Quality of Death）」評比中名列前茅，並高居亞洲第一，2004年獲頒衛福部第14屆醫療奉獻獎「特殊貢獻獎」，也凸

顯了護理人員於醫療團隊中扮演著極重要的角色。

　　在全國各行業全面提升技職教育品質的潮流及護理界多年的努力下，1997年始，多家護理專科學校陸續改制為「技術學院」，開辦二年制及四年制護理學系，同時辦理五專／二專護理科。由於教育部規範大專院校的師資至少須具備研究所程度，各大專院校陸續成立護理研究所的碩士層級教育後，才稍有逐漸緩解的趨勢。國立臺灣大學也於1997年首先獲得教育部核准成立「護理博士班」，全國接續有五個護理學系（所）設有博士班，以及五個「非護理系所」下設博士班護理組，臺灣護理教育終於提升至「博士程度」，有助於提升研究水準及師資素質。

　　自1999年開始，有些護理高職陸續升格為「專科學校」，助產教育也提升到學士程度，首先是私立輔英技術學院開辦「助產學系」，接續國立臺北護理學院在2000年開辦「助產學」碩士班，將助產教育提升至碩士程度；至2002年始，許多技職學校陸續更名為「某某科技大學」，並成立護理碩士班，讓高職或專科畢業的護理人員有更多機會，可以進修更高學位（學士或碩士），有助於全面提升護理人員的教育程度。由於臨床護理問題日益複雜，加上護理博士班的成立，護理教育需重新定位護理碩士教育的宗旨與教育目標，從培養「護理研究人才及師資」，調整為培育「進階臨床實務護理師（Advanced Practice Nurses；以下簡稱APNs）」，如：專科護理師（nurse practitioner）、臨床護理專家（clinical nurse specialist）、進階社區護理師（advanced community health nurse）以及臨床研究護理師（clinical research nurse）」……等。

　　國家衛生研究院於2001年提出「我國醫事人力規劃與預測研討會政策建言書」，有鑑於臺灣打造生醫科技島，急需培育生醫產業與臨床試驗相關人才，2005年政府委託臺大建置國家級卓越臨床試驗中心，當時臺大護理學系「戴玉慈主任」勇於承接此項國家級任務，遂帶領筆者前往美國「北卡及聖地牙科」大學之臨床試驗中心參訪學習一個月，返台後，設立全國首創研究所層級的臨床研究護理師（Clinical Research Nurse, 以下簡稱CRN）「學分班（進修推廣部）及學程（醫學院）」，並於2009年首先設立臺灣及亞洲唯一的CRN組碩士班，後續建置CRN認證與教育課程，朝向CRN「專業能力分級」之人才培育制度發展，積極推展CRN成為APN的專業角色，讓臺灣CRN的養成教育邁向與歐美先進國家並駕齊驅，甚至領先的里程碑。同年，主責我國護理人力「供給」資料的教育部邀集相關醫、護以及衛生政策相關學者共同研商「護理人力」規劃。當時臺大護理學系教師「余玉眉、陳月枝及張媚」等人，奠基在臺大護理學系雙聘制度下，領導與管理「學校暨醫院」職務的經驗，將扣合「學理」與「臨床」且具實證基礎的理念，持續落實於臺灣地區護理人力供給之推估，並「配合全民健康保險實施之護理人力供需」規劃，提出護理人力評估報告（2002），有助於後續「臺灣護理專業發展」。

　　考選部也自2002年起，舉辦醫事人員專技高普考考試，2004年開辦「助產師」證書考試，臺灣護理教育制度多元化且教育環境趨於完整，每年護理學系科畢業生約近18,000人；但於此同時，「技職」與「高等」護理教育的區隔也變得越來越不明顯；直至2005年最後一所護校停招後，臺灣高職護理教育走入歷史，銜接高職的二專護理學制也逐年萎縮，至此，進入護理教育的「基礎入學程度」提升為「專科」的重要里程碑。

　　2005年，行政院衛生署規劃並委託國衛院企劃辦理「臺灣護理政策白皮書計畫」，由余玉眉教授主責邀請「產／官／學」界的專家學者，針對我國護理人力「供給面和利用面」之「基本資料及護理專業的執業範圍」進行分析與探討，期能透過重新檢視及定位具前瞻性之護理專業政策發展的新方向，進而強化我國重要衛生政策的銜接與融合（含預期達成的目標、制度面及執行面的考量），使相關政策建言更具代表性。2006年，在教育部「技職司、醫學教育委員會及余玉眉教授等護理學者」的共同努力下，成立「臺灣護理教育評鑑委員會（Taiwan Nursing Accreditation Council, TNAC）」，發展「同儕」評鑑制度，為臺灣護理教育訂定評鑑核心標準，促使各護理學校對護理專業的「核心素養、各層級護理教育的辦學目標以及師資教學」等，達到初步共識，臺灣護理教育品質也因著評鑑壓力而持續修正與提升。

　　由於護理教育學制層級太多（學制多數為五專、二專、

二技、四技），護理人員（護士、護理師）的臨床執業「角色定位與職責」又未能明顯區分，畢業後「專業能力」與「繼續教育」的標準規範則不易達成共識。為了促使進階專業人才培育能緊緊扣連動態變化的社會環境，進而與國際接軌，2006年推動「專科護理師精進醫院訓練品質與甄審制度」，整合性醫療照護團隊的角色；2009年左右，碩士教育目標開始轉型為培養「CNS」；「道真護理教育暨研究基金會」為了推動國內「進階社區護理」的實踐，2009年設立「白寶珠護理獎學金」紀念白寶珠女士，鼓勵自澎湖赴臺灣本島就讀護理系科的「學生及護理人員」，畢業後，能返回澎湖擔任護理工作。

呼應國際護理師協會（International Council of Nurses, ICN）呼籲全球護理師應以行動彰顯並達成臺灣護理教育對聯合國推動的「健康與福祉」、「優質教育」和「國際夥伴關係」的「永續發展目標（SDGs）」，護理教師也不缺席。2010年國家衛生研究院「國家醫事人員教育暨人力發展規劃」計劃（護理組），又邀請專家進行論壇，提出提升護理師資在統合「研究、教學及臨床護理」的能力，以及建立確保護理教育品質的機制等，「護理教育」的方向與建議，旨在勾勒2020年臺灣護理願景。2011~2018年臺灣大學楊泮池校長任命筆者執行國科會國合處的「癌症、安寧緩和療護及生命倫理」之東南亞人才培訓計畫，與歐美學者共同培訓200餘位來自日本、泰國、新加坡、香港、菲律賓、柬埔寨、

越南、馬來西亞及非周等國家之教師與官員等，連續長達八年的學術外交工作；同時期成大也開設「國際護理碩士專班」，協助開發中國家護理教育及培育高階人才的「學校社會責任（USR）」。為了感謝費和蒲女士任職ABMAC駐台執行長17年期間為臺灣護理界培育無數領導人才及貢獻，2015年道真基金會設立「費和蒲女士優秀護理博士論文獎」，獎勵已取得博士學位，且具有潛力的護理學者，期能孕育臺灣護理領導人才。

隨著醫療科技日新月異，疾病複雜度越來越高，面對知識快速累積、社會多元文化變遷與全球化的浪潮，護理健康服務範圍已從傳統的「臨床照護」擴展至「居家、社區、職業衛生、學校及人群聚集」等場所，護理的典範也正在轉移，現今醫療照護趨向跨專業合作的團隊照護，迫切需要護理人員具備更高階的專業知識及能力；世界多國護理教育均已朝向將護理養成教育提升至「大學程度」，增進病人安全和照護品質，並與國際接軌的目標邁進，此乃刻不容緩的任務。考選部也於2011年及2013年陸續停辦「助產士」與「護士」證書考試，增設護理師與助產師考試。隨著教改與健保政策的實施，近60年間，教育學制與教學品質產生改變，當時國內產／官／學者對大專層級（五專、二專、二技、四技及大學）畢業生均具報考「護理師證照」的資格，也引發「教、考、用」三者制度間如何銜接的議題與討論。

臺灣護理學會與護理專業團體於2014年具函教育部，提

出「護理教育改革立場聲明」，惟獲教育部函復：「目前國內醫護類專科學校均由護理職業學校改制而成，已達衛生福利部提升護理人力至專科以上學歷層級之目標；五專護理科畢業者亦可透過升學管道入學二技，並取得大學學歷，且考量少子化趨勢，尚無再改制之必要性」。

5. 多元跨域：迎變創新期（2015～迄今）

2016年教育部為了解決產業人力不足和五專畢業生升學需求，開辦產學攜手合作計畫「5+2專班」，有6校參與，共300個名額；同年也開始設立「學士後護理學系」，招收「非護理學系」的學士學位畢業生，修業年限為2.5~3年，畢業後可以參加「護理師」證照考試。臺灣護理教育透過TNAC多年來促使各護理學校能落實、深化與整合護理專業的「核心素養、各層級護理教育的辦學目標以及師資教學」等，學士層級的八大核心素養已漸達初步共識，正極力推展護理「碩士」層級之APN課程規劃、設計與評鑑標準之際，教育部於2017年2月宣布停辦大專校院系所評鑑後，TNAC自此走入歷史，臺灣高教從此進入「評鑑自主」的新時代。為了培育具備「APN」臨床實務護理人才，期望「碩士課程」設計，應包含3P進階「生理病理、健康評估及藥理學」、實證健康照護及臨床決策等相關的研究方法以及足夠時數的進階專業臨床實習課程（CNS至少需288小時及NP至少504小時），才

能夠培育碩士生整合「人文與科學」知識，應用「科技與資訊」系統，進行「跨專業」合作，發展、執行並評值進階護理措施，提升照護品質，以促進個人、家庭、群體之健康，進而倡議策略，促成公平正義之健康照護政策；臺灣護理學會（護理教育委員會）聯合臺灣專科護理師學會以及臺灣護理教育學會，2017年7月再次向教育部提出「碩士教育共識聲明」。

　　自2018年始，筆者擔任臺灣護理學會護理教育委員會主委六年期間，適逢COVID-19疫情肆虐，護理人員面臨工作高壓力、職業倦怠和提早退休，學校教育網路課程增加，相對實體授課與實習場域受限，致使畢業生進入職場三個月內的離職率也逐漸攀升，更加速惡化護理人力短缺的問題。有鑑於行政院「教育部及衛生署」對於策劃和建立「整體護理人力」資料，亦應責無旁貸，在陳靜敏理事長的領導下，於2019年又向教育部提出政策建言，但教育部建議護理專業團體應直接徵求「衛福部」的支持，俾利教育部作為護理科系招生名額調配之依據。故學會於2021年籲請「衛福部與護理團體」共同支持教育部「提升護理教育層級、支持護理博士班的設置與增加招生員額，並依各校辦學績效挪移招生名額且不受學制及學校總量限制」，獲得衛福部石崇良副部長的鼎力支持。「臺灣護理學會、全聯會與護理專業團體」考量國家教育政策及護理人力需求的現況，於2021年，在陳靜敏理事長（同時擔任立法委員）的率領下，學會再度拜會「教

育部」，提出「護理專業團體共同聲明」表達護理教育改革的立場，提出增設護理學類「日間學制及進修學制-學士班」之建言，並建請持續支持護理教育：「提升醫院執業護理人員具「學士」學位以上的比率，以及提升護理養成教育畢業生就讀「高中職後四年護理系（含學士後護理系）」的比率，改革目標目標為2025年以前能由39.7%提升至50%，至2030年能達70%，以確保病人安全和照護品質，並與國際接軌」。另針對多數在職進修的護理師而言，5+2學制無論是生活、工作或學業，都是沉重的負擔和壓力，實習場域僧多粥少，嚴重影響護理專業人才之訓練，截至2021年，僅剩3所學校參與，就人才養成而言，學習成效不如預期，建議教育部將「資源留用給辦學績優」之學校，使畢業生能學以致用，儘速投入護理職場。

臺灣護理學會「教育委員會及進階護理委員會」分別於2017始，連續執行「臺灣進階護理師現況與政策展望」、「臨床護理專家之培育現況、發展與前瞻」以及「大專護理校院核心能力之評鑑指標任務導向型計畫書」等系列政策研究計劃，在全球遭逢嚴重的Cov-19衝擊與洗禮，筆者於2021年的實證研究，發現原本2017年向教育部提出「碩士教育共識聲明」的核心職能，顯然已無法滿足現行健康照護系統的需求；研究團隊參考美國AACN（2021）提出十個範疇領域的護理教育核心職能，增修「群眾健康」、「資訊／醫療保健科技」以及「品質與安全」三個職業範疇，透過「護理院

校與臨床機構（醫院）」多次專家會議及產官學會議，檢視專科／大學護理師與研究所以上的基本（Entry level））與進階（Advanced level）的「專業範疇與核心職能」是否符合當今社會時勢所需，最終「學校教師與臨床實務工作人員」已達成初步的共識，張媚副教授主持之研究結果，也建議將此10個範疇之核心職能納入「台評會及高教評鑑委員會」，做為教育評鑑的參考指標之重要內涵，讓護理學校各層級之正式養成教育培養進入職場的新鮮人，能具備一致的標準水平能力。

另美國實證研究指出支持「專科護理師」對健康照護體系有顯著正面影響，衛福部護理與健康照護司於2021年開辦「專科護理師碩士公費生計畫」，招考不分科的「FNP」以拓展護理師與專科護理師轉銜至社區居家全人照護模式，讓臺灣護理執業模式有更多元及彈性的發展，目前全國有「臺大、慈濟、陽明交通、成大、中台科大和長庚科大」等六所護理院校參與，開設進階家庭專科護理師課程（Family Nurse practitioner，簡稱FNP），名額從2021年的24名增加至2024年的35名，培育以「照護為需求」與「人口群為基礎」的社區進階專科護理師人才，使之成為社區偏鄉醫療的重要助力，以彌補偏鄉和外島的醫療人力缺口。2021年王秀紅女士擔任國家衛生研究院「臺灣護理人力發展之前瞻策略規畫」論壇的總召集人，集結了66位護理及產／官／學界之專家學者，共同研議臺灣護理人力未來十年（2020-2030）的策略規劃，

「護理教育」議題召集人，由張媚副教授擔任，其中有關「臺灣護理教育之現況、問題及政策建言」亦多所著墨，有助於日後臺灣護理學會與臺灣護理教育學會提出政策建言的重要參考資料。

臺灣護理正式養成教育發展迄今，2022年各學制的現況如下：共有16所大學（護理學系）、13所科技大學（設有專科、護理系）、1所技術學院（設有專科、護理系）、10所醫護管理專科學校（護理科）以及7所學士後護理學系；上述各校總共設有二專／五專課程（27個）、學士課程（27個）、二技課程（16所）、四技課程（16所）、碩士班課程（20所）、博士班課程（11所）。近年來，國外博士人才培育有從學術型的「PHD」逐漸轉為實務型的「DNP」發展趨勢，目前僅陽明交通護理學院有設立DNP課程。

2021~2024新冠疫情延燒期間，學生實習機會減少，讓直接經驗及運用系統思考（systemic thinking），有系統地收集、解讀和判斷臨床各項訊息的意義，能以證據為導向的科學思考模式，做出正確的臨床決策，方能縮短「學校教育與實臨床務」的差距。從筆者以「系統性思考（Systems Thinking）」取徑，對「護理人力技能組合」之規劃與臺灣「住院整合照護」創新模式之連結的碩士論文研究，發現從臺灣總人口數的成長趨勢，2022年顯示「出生率與死亡率」以及「醫院護理人力的流出量（21,443人）大於流入量（21,332人）」，均呈現黃金交叉；加上「扶養比」及「扶

老比」的增加，預估所需照護人力將隨之增加，政府政策若只著墨於護理學校端增開護理系所或增加招收人數，恐難以解決目前護理人力短缺的危機，需朝向多元系統性思維，同時改善護理職場就業環境，並依據護理人員的「教育層級」，推展住院及社區「分級分工」的整合照護模式。2021~2023年期間臺大醫院護理部承接衛福部照護司「住院護理整合照護模式與護理輔助暨臨床護理教學人力制度」以及「住院整合照護服務品質監測、研析及人力制度發展」之研析推動計畫，在臺大護理學系在美執業趙波倩畢業校友的協助下，提出「導入健保醫療支付政策」之具體辦法、策略、有效「監測指標」與建議方案。雖然剛開始有部分護理專業團體及醫協代表極力反對，但在「蔡淑鳳司長」大力支持與推動下，從2022年全國40家醫院推展「臺灣本土化住院護理整合照護模式」，推動至2023年已有84家在執行，政府預算編列的也從3億將逐年提升。另臺大醫院也提出醫院「專科護理師臨床護理教學人員（preceptor）」的臨床護理教學核心能力、標準化訓練課程和「培訓制度」，以及建置完成「醫院照護輔佐人力制度及認證模式之建置」草案，均為臨床護理教學人員（preceptor）與學校教師合作，提供衛福部實施政策之參考。

　　故護理教育應鼓勵護理人員採用「系統思考」的新視角，運用「動態、宏觀、深度、整體關聯及量化」等關鍵方法，不斷自我反思及融入周圍更大的整體系統，廣納多元意

見，透過全面瞭解組織內部的動態，與內部和外部利益關係人（stakeholders）進行溝通協調，並與「教育部、衛福部及考選部」等政府部門、立法機構（立法院）、專業團體（例如學會及全聯會）以及病友團體或家屬等協同合作，同時施行多元的系統性策略。如：建置進階臨床護理制度、提供碩博士畢業生適當職稱（CNS及NP）及工作執業範疇等，方能落實分級分工制度，以留任高階人才，讓護理從跨域走向多元化的角色，與複雜的健康醫療體系共生共存。在陳靜敏立委的支持下，目前護理專業人員正將與中研院合作進行「社區健康照護體系與國家疾病負擔間的效益評估」三年期計畫，嘗試從健康經濟觀點，找出護理APN人才養育留用與護理人力短缺之關係與解決之道。

此外，教育部配合聯合國、聯合國教科文組織（UNESCO）、歐盟經濟合作發展組織以及國發會提出八大目標，期能建構「公平正義、民主參與及公共關懷且有價值/理想」的「學習社會」，國內各大學可以扮演增能（empowerment）角色，進行醫療學術外交。近年來，成大護理學系（2019）發起的「亞太護理教育聯盟提升臺灣護理專業的影響力與國際形象和地位；2021年迄今，臺大護理學系奠基過去八年之東南亞學術醫療外交經驗，持續執行「非洲菁英人才培育」計畫，與「屏東基督教醫院、台科大數位學習與教育研究所以及中華全球視野交流協會」共同籌畫，並鏈結「國防醫學院、臺北護理健康大學和中國醫藥學院護理學系以及台科大資訊教

育研究所」之大專院校師生，與馬拉威及肯亞等國家之護理院校，以常見之「數位科技/健康照護」議題，融合「聊天機器人」之設計與建置，以專業人才培育工作坊進行，讓多元文化價值之各專業領域相互學習，北醫及高醫等各護理院校在國際舞台也有諸多優良表現，臺灣護理教育與國際接軌的活動項目繁多，請見本書第七章。

　　2022年始，筆者擔任臺大護理學系系主任期間，承接教育部「健康福祉」未來「跨域人才」培育計劃，本著「以人為本、貢獻自我專業知識以及多學科合作」的理念，運用「多學科、學生和社區」協作思考的學習模型，與臺大醫資學院、公共衛生學院與管理學院進行跨域合作，進行典範轉移，旨在教育擁有「數位關鍵能力」與「智慧創新」人才，積極培育護理「發明家（Inventor）」與「工程護理師（The Nurse-Engineer）」的專業新角色，以「病人為中心」的人機介面角度而言，將病人和護理人員的聲音（需求與痛點），帶到設計和開發人員的最前沿，研發創新產品以「行銷國際」，為了減少產學落差與業界接軌，工程護理師自然將成為護理和工程學科間的溝通橋樑，成為未來智慧醫療發展中，最有可能落實並改善病人照護機會的關鍵專業人員；但在高科技的發展仍不能離開人性化的護理，持續保有「以人為本」的護理核心價值與理念，仍是臺灣護理教育不可或缺的一環。

結語

　　回顧臺灣護理教育近二甲子的發展，從前一甲子停留在「非正式」護理訓練及中等教育程度，發展迄近的第二甲子，已提升護理教育程度至完整且正規的「副學士、學士、碩士及博士」層級護理教育。教育的主體是學生，除了護理「教育制度、師資結構、課程內容、教學教材及教學型態」等因素，加上近年來，持續遭受「COVID-19疫情、政經環境、人口結構、數位科技躍進」的衝擊，以及「護理人力短缺」的危機，均會影響護理教育之成效；WHO預定於2030年落實全球基層保健醫療全民健康覆蓋，以達成健康平等，保障各年齡層人口的基本權利，強調護理人員是達成全民均健（Health for All）的決定性角色。為了讓臺灣護理專業教育下的人才，因著關懷、勇氣與堅毅的護理特質，因應二十一世紀的社會變遷，能面對複雜性日益增加的病人照護以及社區民眾對健康照護的需求，全球化與多元化已是新世代的核心價值，招募多元師生成為趨勢且有助於提升改變的動力。

　　臺灣護理教育未來努力的方向，除了前述的政策建言，如何落實護理核心職能於職場，誠如偉大教育家亞里斯多德所言：「從行動中反思學習」，護理教育在運用多元與數位科技的教學策略，如何仍能不脫離體驗學習，並從過程中創造意義，讓護理教育出來的新手（Novice），能與臨床實務無

縫接軌，提升畢業生於職場的留任率，持續成長為經驗豐富的護理專家（expert）。對早已獨立發展的護理專業而言，護理教育所培育的畢業生，其社會責任在促進「民眾的健康福祉」，臺灣在逐漸提升護理教育程度的變革歷程，值得我們深思的是要如何讓選擇「走進護理」的莘莘學子，能在「人們需要」的地方看到「自己的責任」，並能思辨病人及家屬的身心靈及社會的動態需求為何？已答覆民眾的健康照護需求，並堅定而全心地投入此助人專業且接軌國際發展趨勢，承擔更多責任，才能傳承護理專業的發展，邁向專業自主、角色多元、團隊合作、教學數位轉型以及跨域創新的新時代，並達國家永續發展的目標。

參考文獻

國立臺灣大學醫學院附設醫院編（1995）・臺大醫院一百年・臺北市：作者。

陳彰惠（2005）・臺灣護理教育的現況與展望・*護理雜誌31(3)*，6-9。

余玉眉（2008）・臺灣護理教育的發展・於行政院衛生署編著，護理，臺灣（第一版，22-30頁）・臺北市：行政院衛生署。

鍾聿琳、王桂芸、周守民（2013）・*各國護理人力培育架構及人力市場分析計畫*・教育部委託之專題研究成果報告・臺北: 教育部。

A. M., Schwendimann, R., Scott, P. A., Tishelman, C., Achterberg, T., & Sermeus, W. (2014). Nurse staffing and education and hospital mortality in nine European countries: A retrospective observational study. The Lancet, 383(9931), 1824-1830.

中華民國護理師護士公會全國聯合會（2020，6月7日）・*台閩地區護理*

人員統計表・109年6月1日，取自http://www.nurse.org.tw/publicUI/H/H10201.aspx?arg=8D8061D653DD5D5062。

張媚、余玉眉（2010）・護理人力及專科護理師制度：願景與挑戰・苗栗縣：國家衛生研究院。

張媚（2014）・世紀回眸-臺灣護理教育的演變與發展，*護理雜誌*，61（4，特刊），62-68。

陳彰惠（2014）・臺灣護理教育的現況與展望 高雄護理雜誌， 31(3)，6-9.

臺灣護理學會（2014）・「護理碩士教育改革立場聲明」取自，http://www.tchna.org/news/01.%E8%AD%B7%E7%90%86%E6%95%99%E8%82%B2%E6%94%B9%E9%9D%A9%E7%AB%8B%E5%A0%B4%E8%81%B2%E6%98%8E-1031208_%E5%AE%9A%E7%89%88_.pdf

胡文郁、鄭安理、邱泰源、蔡篤堅（2011~2018）・「癌症、安寧緩和療護及生命倫理之東南亞人才培訓」計畫・臺北市：國科會國合處。

臺灣護理學會（2017）・「護理碩士教育共識聲明」取自，https://www.twna.org.tw/WebUploadFiles/DocFiles/363_108s005c.pdf.

余玉眉（2018）・*臺灣護理政策白皮書*・臺北：國家衛生研究院・行政院衛生署委託。

盧美秀（2018）・臺灣護理人力的供需問題・於盧美秀著・護理專業研討（三版）（pp.105~121）・臺北市：五南。

許玉雲、張瑩如、顏妙芬、王靜枝、柯乃熒（2020）・國際護理教育的社會影響力・臺灣護理雜誌，67(2),22-26。

胡文郁、婁培人、林秀珠、黃嗣棻（2021）・行政院衛生福利部，110年度「住院護理整合照護模式與護理輔助暨臨床護理教學人力制度」研析推動計畫。臺北：臺灣大學醫學院附設醫院護理部。

胡文郁、張媚、高靖秋、章淑娟等人（2022）・臨床護理專家之培育現況、發展與前瞻・臺灣護理學會卓越中心研究計畫成果報告。臺北：臺灣大學護理學系所。

王秀紅（2022）‧醫院護理‧於臺灣護理人力發展之前瞻策略規劃（pp.191~223）‧國家衛生研究院暨衛福部‧臺北市：五南。

胡文郁（2023）‧「護理人力技能組合」之規劃與臺灣「住院整合照護」創新模式之連結：系統思考取徑（碩士論文）‧臺北市：國立臺灣大學管理學院在職專班商學組。

中華民國護理師護士公會全國聯合會（2022），台閩地區護理人員統計表，取自https://www.nurse.org.tw/publicUI/H/H10201.aspx?arg=8D9EA251686CB2D071

世界衛生組織‧2021-2025年全球護理助產策略方向‧2024年3月1日取自https://www.twna.org.tw/WebUploadFiles/DocFiles/1911_WHO%20SDNM%202021-2025%20%E5%B9%B4%E8%AD%B7%E7%90%86%E5%8A%A9%E7%94%A2%E5%85%A8%E7%90%83%E7%AD%96%E7%95%A5%E6%96%B9%E5%90%91.pdf

衛生福利部‧2025衛生福利政策白皮書。2024年2月9日https://oliviawu.gitbooks.io/2025-whbook/content/di_san_jie_jing_jin_yi_shi_ren_li_pei_yu.html https://oliviawu.gitbooks.io/2025-whbook/content/2

第七章

臺灣護理享譽國際：
護理專業團體的經營與展望

陳靜敏

　　「關懷照護」（caring）是護理的本質，因此自有人類以來就有護理價值的存在。然自1860年護理鼻祖南丁格爾女士創建現代護理學校開始，為提供病患全人整體性之照護，南丁格爾定義「護理是一門科學，也是一門照護的藝術」，其認為臨床護理師不僅輔助醫療，照顧病人生理，提供舒適的護理之外，往往也最能了解病人的需求（柯、楊，2010）。是以，護理是結合自然、社會、人文科學等多學科的一門綜合性應用學科，運用各種知識、技能與情意的整合，來達到維護和促進人類健康的目的（蔡等，2006）。

　　隨著醫療科技的進步、全球化的趨勢與社會結構的變遷，近二十年來我國國內整體人口、疾病型態與醫療生態產生相當大的變化。尤其自2019年新冠肺炎席捲全球，更突顯護理師在健康照護的價值。順應社會變遷的潮流，護理專業發展持續配合國家政策及醫療照護之分工與專科化，逐年朝向專業化、標準化與國際化的方向邁進。端此，臺灣護理的專業團體積極提升護理專業發展，促進能與國際接軌的人力品質與數量的提升，期許能呼應世界衛生組織（World Health Organization, WHO）預計在2030年落實全球基層保健醫療（Primary Health Care），以達全民健康覆蓋（Universal Health Coverage）的目標。

一、臺灣護理發展現況

護理師在醫療照護中的重要性不言而喻。護理師24小時不休息地輪班提供照護，護理的職責也如同軍人嚴守國安、警察維護民安，護理師則是國人同胞的健康守護者。長久以來，護理人員總是站在最前線，堅守照顧服務的重擔——從生命開始直至人生盡頭，工作場域涵蓋醫院、衛生所、長照機構、學校、工廠、居家等，都有護理人員盡心盡力的身影。護理專業角色的功能發揮，將醫療照顧與日常生活連結，主動關注個案的變化和家庭的需求，代言並整合資源，解決繁瑣的照顧難題。因此，護理專業的角色在整個健康照護體系中扮演著不可或缺的關鍵角色。而臺灣目前護理師所面對的現況如下：

（一）護理教育發展困境

目前國內護理人員教育學制極為複雜，分為高等教育（大學／碩士／博士）及技職教育體系（二技／四技／五專）；養成教育即包括五專、四技及大學，畢業後，均需取得相同的護理師執照始得執業。依臺灣護理學會101年至111年之全國護理教育人力概況調查顯示，技職教育體系畢業生佔八成以上（86%），應為職場護理人力的主要來源，但資

料顯示專科畢業生的就業率不到三成，致使護理教育投資報酬不佳。且因應全球護理養成教育提升至大學程度之發展，2014年始護理專業團體提出教育改革立場聲明，倡議護理養成教育應為高中職畢業後的四年大學護理教育，期待於2025年前能由39.7%提升至50%，至2030年能達70%。目前每年約有14,000名護理畢業生，其中約60%通過國家考試取得護理師執照，但實際投入臨床工作的護理人力遠不足應對我國人口快速老化與疾病型態改變的醫療照護需求。

綜觀全球護理教育發展，多數國家早已將護理教育水平提升至大學文憑，此一護理教育政策實際道出，護理專業發展在醫療照護體系中的需求（American Association of Colleges of Nursing, 2019）；實證研究亦證明，提高護理教育水平，有助於提升護理師的醫療照護知能及其提供的照護品質，進而得以勝任複雜的醫療照護處境（張媚，2017），更成為世界多國衡量的護理專業發展指標之一，是我國護理教育發展中，當務之急的改革倡議方向。

（二）護理人力流失情形

若沒有護理師，臺灣的醫療體系會變得如何？這個問題關乎我們每個人。「護理師離職率十年新高，新進人員紛紛離開：為何要忍受如此痛苦的工作？」、「人力短缺，床位不足，病患塞滿大廳」媒體給予當今護理環境的新聞標題，顯示

疫情後護理師離職成為國家健康的嚴重問題。「別等到國家失去了護理師，才知道什麼是珍惜」、「勞基法規定，上班4小時必須休息30分鐘，才能繼續上4小時，但臨床護理師通常最後只能草率的十分鐘吃飯，工時卻延成了8小時30分」、「每天吃飯都狼吞虎嚥，沒時間上廁所喝水，生病了請不到假，這都一點一滴地抹滅我想當護理師的心」這是來自護理最深沉的吶喊，文字強烈感受到前線護理同仁的無力感。

　　在醫療照護陣線中，護理人員常常是發現個案問題，也是啟動醫療處置最適調整的關鍵角色，然而護理專業的貢獻卻也經常是被民眾忽略與漠視的；檢視我國護理專業的蓬勃發展也早已有高階護理人才培育、創新科技發明，更成為國際外交的重要夥伴。這些都是值得被珍視的護理專業，需要被大眾看見，讓人民有感護理的價值與貢獻。在2022年國際護師節前夕，TVBS播出「護理師在臺灣民眾心目中形象與地位」民調報告，這是我國二大護理團體——中華民國護理師護士公會全國聯合會（護理全聯會）、臺灣護理學會共同委託進行的調查，深入探討民眾對護理師專業的尊重及重視、護理師在醫療團隊的重要性，及護理師對守護全民健康的貢獻等看法。民調結果透露出護理環境的慘破窘境：逾90%民眾表示護理師工作很辛苦、染疫風險高並對社會有貢獻，約60%民眾覺得醫療暴力問題嚴重，卻僅有40%民眾認為護理師待遇不佳。這份調查報告警示著我們，現今的護理環境亟需改善，必須讓護理師在職場中得到更多的尊重與保障，民

調報告同時也作為臺灣護理團體未來推動護理勞權與工作環境改革的重要參考資料與政策倡議基石。「今世的災難，要有警世的覺悟」，這是全球護理罷工潮給我們的啟示，近年來，全球多國相繼發生護理人員「罷工」抗爭行動，特別是面對新興傳染病疫情的爆發，使得護理職場更加陷入「被剝削」之輪迴中。作為我國最具規模的護理團體，臺灣的護理專業團體勇於擔負起積極倡議護理勞權的責任，透過整合相關數據，致力於逐步改善護理的勞動環境，堅定地呼籲政府機關和醫院給予維護護理人員權益的承諾，並給予護理師更多的尊重。

新冠疫情肆虐將近四年，在這艱困的時期，因為有著英勇的護理師們進入疫區，無論是專機接人或近身照顧確診個案，透徹體現護理的專業與無可取代，更贏得國人同胞的讚賞。遺憾的是，護理的形象似乎都是需要透過犧牲與奉獻才更能彰顯，護理的執業環境卻長年面臨高風險、高壓力、工時長與低薪等困境，臺灣護理人員年資平均僅6.5年，在高齡化社會和後疫情時期，凸顯護理人才的缺口持續擴大，這樣的困境，我們必須嚴正以待。護理師是所有醫事人員中占比中最大的族群，但目前我國護理人員就業率卻不到60%，2022年投入護理職場人數也創下新低。根據護理全聯會統計，護理人員執業人數也在逐漸下降，光是2023年1月至5月，人數就由187,519人下降至185,901人，近半年就有1,726名護理人員離職。而北部醫院平均關床8-10%。梳理臺灣護理缺

額的困境後，衛福部護理及健康照護司（2023）因應公布，估計我國2030年的護理人力需求數約為24.1至26萬人，然以2023年護理執業總數18.6萬人計算，推估需新增5.5-7.4萬護理人力。

與此同時，護理人力短缺的議題，無論以全球視角或在地情況，護理人力荒正是世界各國共同面臨的棘手挑戰。以我國衛生福利部護理及健康照護司（2023）彙整全球多個國家護理人力缺額顯示，美國在2021年當年即流失護理師超過十萬護理人員，是全美40年以來護理人力最大幅度地減少；英國國民保健署則預估2024至2025年必須增加6.9萬的護理人力以補足照護需求；同樣地，德國政府亦推估2025年的護理人力需求，需新增至少15萬名。顯然，我們必須警惕，國際護理協會於2023年5月發佈的"Shortage of nurses is a global health emergency"，報導內容是全球刻正發生護理人力荒海嘯的沈重呼籲（International Council of Nurses, 2023）。

二、窺看臺灣護理未來發展趨勢

因應全球化時代的來臨，補足護理人力、維護護理勞權，是我國必須正視的議題，尤其護理師的短缺，醫院為守住護病比，進而降載醫療量能。近期國內20家醫學中心的急性病房一般病床空床率，有近1/3的醫院有20%以上空床；急診待床人數激增、平均待床時間超過24小時佔半數以上（彭，

2023）。一項歐洲國家所進行的大規模研究結果顯示（Aiken et al., 2014），護理師每增加一名需要照護的病人，病人的死亡風險就升高7%；若具學士學位的護理師比例每增加10%，病人死亡的風險就會降低7%；此研究推論與美國賓州大學護理學院的研究，護理師每多照顧一名個案，其住院30日內死亡率就將增加70%是一致的（林，2014）。護理人才荒已造成民眾無法獲得高品質的照護，健康照護場域儼然成為威脅健康的場所，顯然也是整個社會、乃至政府不得不正視的國安議題。故如何提升護理在國際的能見度，以達到與國際接軌是目前臺灣護理專業發展重要的里程碑。

（一）護理專業團體致力於專業與國際化發展

臺灣護理學會以發展護理專業、促進學術研究、提高教育水準、增進全民健康及提升國際地位為宗旨，作為我國歷史最悠久的護理團體，擁有逾76,000名會員，成為國內最大的護理專業學術組織。自1914年成立以來，已歷經109個年頭。為促進護理專業發展，臺灣護理學會堅信良好的健康政策制定是達成全民健康目標的終極手段；因此，學會積極加入國際護理專業組織，透過常年持續多方關注國內外相關的健康照護議題，不遺餘力地推動參與公共事務、國際事務，致力提升護理專業形象與地位，促使臺灣護理專業與國際接軌。

作為代表全球護理，並引領世界邁向全民均健的國際護

理協會（International Council of Nurses, ICN），是實現全民健康最佳的代言團體。ICN是世界衛生組織正式認可的國際組織，也是全球最大的非政府醫事人員組織。臺灣護理學會於1922年成為國際護理協會的聯盟成員，並透過ICN得以參加WHA、WHO-ICN-ICM Triad Meeting，掌握最即時的全球護理議題。學會藉由參與ICN理事選舉、出席及辦理國際會議與活動及提供國際人道救助等，展現臺灣護理之國際貢獻與價值，進而發揮國際影響力。學會長期與ICN合作，共同關注健康照護議題。值得一提的是，學會自2015年起，獲得ICN認證為「變革領導培訓營（Leadership for Change, LFC）」的培訓機構，透過兩階段的全英語工作坊培訓營，吸引來自世界各地的中高階護理人員參與，目標在培育具備因應醫療衛生環境改變能力之卓越領導與管理者，同時深化臺灣與世界的鏈結，共同推展護理交流，發揮臺灣的國際影響力，共同邁向一個更具韌性的健康照護體系。學會也持續促進護理學術研究、增進護理教育能見度、有效提昇臺灣護理國際地位，近年則多次爭取主辦國際研究會議，期盼在不同面向皆得以有卓越進展，而臺灣護理學會亮眼成績有目共睹，獲頒「ICN 2021 NNA Innovation Award」，從臺灣出發，引領並掌握世界級的護理發展趨勢，衷心以強化我國與國際在健康照顧體系的鏈結為目標。

另為擴展國際鏈結，臺灣護理學會分別於2015年加入World Society of Disaster Nursing (WSDN)及2021年加入World

Academy of Nursing Science (WANS)，且爭取2022年在臺灣主辦國際會議（7th WANS Conference & 7th WSDN Conference），成功吸引22個國家超過1,500位參與者與會。因在護理職涯中仍以女性佔多數，自2021年開始臺灣護理學會積極參與聯合國非政府組織婦女地位委員會論壇（UN NGO CSW Forum）。在培育友邦領導人才方面，曾於2002、2005、2006及2009年接受衛福部委託辦理友邦中／高階護理主管培訓，共來自25個國家67位護理主管來臺參訓。

　　由於臺灣護理學會在國際舞臺的亮眼表現，在ICN的鼓勵與媒合下，陸續與六個國家護理學會簽署合作備忘錄（MOU），2022年與聖露西亞、蒙古、菲律賓及墨西哥護理學會；2023年與阿根廷、巴拉圭護理學會順利簽署。至今已成功邀請上述各國派員參與在臺舉辦的變革領導培訓營，與參與我國舉辦的國際會議，未來希冀在互惠互助的基礎上，強化雙邊關係。今年在加拿大舉辦的國際年會（2023 ICN Congress）中，更由臺灣護理學會主辦一場國家護理學會座談會（NNA Symposium），邀請聖露西亞、菲律賓、墨西哥及我國共同分享各國護理學會在抗疫的相關作為（NNAs' Roles in Advocating Policies and Strategies for Governments and Medical Institutions Responding to the COVID-19 Pandemic）。

（二）投資護理，與國際接軌

　　依據WHO估計，護理人員占了全球健康照護工作者總人數的1/2，然而在2030年前，全球還需增加900萬名以上之護理人員（Catton，2019），這些健康照護人力需求正是全球投資護理人力的最佳時機。因應WHO提出Universal Health Coverage的政策目標，全世界發起投資護理的運動。一開始由ICN及WHO共同合作推動，持續進行三年（2018-2020）的全球性護理活動"Nursing Now"，活動旨在提升全球護理師的專業形象與地位，促進全球健康。其目的為：（一）提升對護理師的看法；及（二）增強護理師的影響力，並發揮其最大貢獻，以確保世界各地每個角落的民眾都能獲得其所需的健康照護。在2020年，WHO將此年訂為「護理助產年」，也公告這第一份國際護理現況報告「2020 State of World Nursing」，我們看到世界各地護士的分佈仍存在巨大不平等，呼籲政府針對護理未來方向要投資於教育、就業和領導力。而同年衛福部於五月也公布「2020世界護理現況：臺灣護理現況報告」（2020 State of the World's Nursing: Taiwan Profile），臺灣護理人力所佔密度73.9%（每萬人口約有護理人力73.9%人），較2013年大增至少二十分，全球排名屬前段班，讓世界看到臺灣護理的培育和成果。

　　目前世界衛生組織於2021年第74屆世界衛生大會，通

過全球「2021-2025年護理與助產業戰略方向」（Strategic Directions for Nursing and Midwifery, 2021-2025，簡稱SDNM 2021-2025），針對護理與助產業在教育、工作、領導與提供服務提出戰略方向。規範了政策優先事項，藉以幫助各國最大限度地提高其護理和助產師能力，以期有助於實現全民健康覆蓋和其他人口健康的目標。順應國際護理發展趨勢，臺灣的護理專業團體也在今年針對總統與立委選舉，我們依WHO的SDNM 2021至2025提出四大訴求：在「教育」面，我們期待倡議護理養成教育提升至大學與增加大學的招生名額，能有足夠質與量的護理人力投入職場；在「職場」面，我們期待當護理素質受尊重，帶來友善職場、合理薪資、護理師願意留任後；護理「服務」面能促進我們專業發展、合理進階、醫療法規鬆綁帶來護理獨立功能的展現；最後，我們的「領導」力能被政府重視，制定好的護理與健康政策，才能帶出正向的專業發展循環。

（三）護理使命，再現榮光！

在現今護理人力短缺、世界各地多處發起護理罷工、執業困境怒吼時，護理專業仍有其獨特功能與前瞻性嗎？答案無疑是肯定的！因著國際間投資護理的呼聲越來越大時，護理人現正應口徑一致、團結倡議國家社會投資護理!護理人員是提供民眾健康照護的主力，唯有透過投資護理，讓更多護

理人員參與公共事務，來凸顯護理在實現全民均健過程中，實為最重要的關鍵角色。護理的專業與熱忱需要政府部門、社會大眾的尊重與支持，而這些都不會憑空而來，需要我們自己強化公共事務與政治參與的行動力，體現護理的專業角色。美國著名的政策分析家梅森（Mason, 1988）提及涉及護理領域的政策是由政府、專業團體、利益團體組成鐵三角組合。公共事務參與是促進專業發展最直接的途徑，立法院的發聲僅是政策參與的鐵三角的其中一環，而透過行政體系及利益團體的配合才能使政策推行更為順利。所以在為護理權益的爭取，除了我在立法院內為護理爭取權益外，透過社群大家的力量及怒吼，讓政府聽見護理的聲音更是同等重要。

　　回顧，當今茁壯的臺灣護理隊，可謂「樹立典範、引領發聲」，臺灣護理隊也早已是熟捻國家層級、區域性甚至全球性的健康照護議題，這一切的發展成績，再次彰顯我國護理教育的專業與扎實訓練，促使護理人在不同崗位上皆盡力本分職責，透徹展現護理人堅毅的特質，為護理議題倡議，能夠成為體制的積極改革者。最壞的時刻也是最好的時刻，如同英國前首相邱吉爾所說：「不要浪費好危機（Never let a good crisis go to waste）！」確實如此，當全球都在鬧護理人力荒、當每年世界衛生大會各會員國都要回報在投資護理四大策略的進展時，現在就是我們再現護理榮光的最佳時刻了！

參考資料

李選、黃正宜（2006），〈國際護理專業之近代發展趨勢〉，《護理雜誌》，53（3），21-126。https://doi.org/10.6224/JN.53.3.21.

林慧淳（2023），〈護士人力足、學歷高增加病人術後存活率〉，《康健雜誌》。https://www.commonhealth.com.tw/article/68318。

柯薰貴、楊玉娥（2010），〈護理藝術與美〉，《長庚護理》，21（1），33-40。https://doi.org/10.6386/CGN.20100003_21(1).0004

張媚（2017），〈護理教育在護理專業發展中的角色〉，《護理雜誌》，64（1），5-10。https://doi.org/10.6224/JN.000002

彭子珊（2023），〈新人逃、老鳥退　醫院開不了床，病患塞大廳〉，《天下雜誌》。https://www.cw.com.tw/article/5126344

蔡淑鳳、吳濟華、陳永興、戴正德（2006），〈從護理史探討臺灣的護理發展脈絡〉，《臺灣醫學人文學刊》，7（1&2），91至112。https://doi.org/10.30097/FJMH.200606.0008

Aiken, L. H., Sloane, D. M., Bruyneel, L., Van den Heede, K., Griffiths, P., Busse, R., ... Sermeus, W. (2014). Nurse staffing and education and hospital mortality in nine European countries: A retrospective observational study. Lancet, 383(9931), 1824-1830. doi:10.1016/S0140-6736(13)62631-8

American Association of Colleges of Nursing (2019). *Fact Sheet: Creating a More Highly Educated Nursing Workforce.* https://www.aacnnursing.org/Portals/0/PDFs/Fact-Sheets/Nursing-Workforce-Fact-Sheet.pdf

Catton, H. (2019). 2020 Vision-The Year of the Nurse and Midwife. *International nursing review, 66 (4)*, 453-455. https://doi.org/10.1111/inr.12568

International Council of Nurses. (2023). *ICN report says shortage of nurses is a global health emergency.* https://www.icn.ch/news/icn-report-says-shortage-nurses-global-health-emergency

第八章

臺灣護理
人物群像篇

陳永興

前言

　　臺灣現代護理的發展，起源自西方醫療傳道的進入臺灣，早期傳教人員除了兼具醫師身份，也有護理背景者，她們除了協助醫師照顧病患，也負起了教導醫院內工作人員護理知識和技術的責任，甚至展開初期非正式護理教育，教導臺灣本地人員學習護理。日治時期臺灣開始有正式學習現代護理的先驅者如陳翠玉、鍾信心等，她們都扮演了開啟臺灣護理教育的重要角色，之後國民政府來臺，軍陣護理國防醫學院體系也帶進了周美玉、余道真、王寶鈿等護理前輩培養不少臺灣護理人才，臺大余玉眉、周照芳及衛生行政體系出身的林鳳嬌、教會醫院出身的華仁愛、馬素珊、白寶珠、趙可式等，還有助產士的代表性人物如洪寶帶、王林添汝女士等臺灣護理人物群像，將在本章介紹給讀者，希望能有見賢思齊效法奉獻的鼓勵。

　　由於最早醫療傳道時期的西方護理先驅，在周傳姜教授的文中已有介紹；而本書中張秀蓉教授專文介紹了陳翠玉女士，楊美賞教授專文介紹了鍾信心女士，本章為節省篇幅就省略了這些重要前輩事蹟，敬請讀者參考書內其他篇章內容。

臺灣第一位護理先覺者　　陳翠玉（1917-1988）

內容請閱張秀蓉教授篇章。

見證臺灣護理發展史　　鍾信心（1923-2023）

內容請閱楊美賞教授篇章。

首位軍醫護理少將　　周美玉（1910-2001）

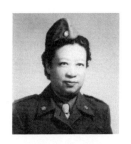

　　周美玉，1910年出生於北京，幼時家境優裕，是基督徒家庭，小學、中學都就讀教會學校，1930年畢業於協和醫學院護理系。當時協和醫學院是外國教會辦的學校，辦校宗旨是為了提升中國的現代化醫療和護理教育，協和護理系可說是當時中國水準最高的護理科系。周美玉畢業後留在協和醫院當護理長，之後前往河北定縣擔任中華平民教育促進會之護理主任，致力於建設鄉村公共衛生制度。

　　1937年正值中日戰爭期間，周美玉參加戰區護理隊，創設軍中護理制度，擔任戰時護理訓練所主任，又同時擔任中

華民國紅十字會救護總隊護理負責人。她在鄉間訓練婦女當保母改善婦幼衛生，又為了控制傳染病在戰區蔓延，她教護理人員消毒，預防傷兵感染，實施輕重病患分區照顧甚至隔離的措施，被稱為「軍護之母」帶領軍陣護理人員改善軍中醫療服務環境，因此獲得「忠勤勳章」及「光華一等獎章」。

1947年國軍軍醫學校與衛生人員訓練所合併，於上海成立國防醫學中心，周美玉出任護理主任，次年她獲得洛克斐勒獎學金前往美國進修，先後獲得麻省理工學院公共衛生碩士及哥倫比亞大學教育學碩士，回國後向國防部建議設立四年制的大學部護理系，並於1954年出任國防醫學院護理系主任。當時國防醫學院各科系主任都已是少將軍階，只有她做了17年上校，因此她爭取男女平等要求晉升少將，終於在1956年由陸軍總部黃杰將軍主持周美玉少將布達典禮，成為第一位女性的陸軍軍醫少將。1958年，她又協助臺北榮總創立護理部，出任護理主任，為榮總護理系統扎下深厚制度，1959年周美玉赴美考察護理教育，並在美國為護理人員宿舍募款，獲得12萬美金的捐款，而蓋了國防醫學院的「麥範護士宿舍」。1964年12月周美玉以臺北榮總護理部主任獲頒陸海空軍褒揚狀，1972年從榮總退休，仍任國防醫學院護理系教授至70歲退休改任榮譽教授職務。周美玉退休後獨身住在學校宿舍中，並在浸信會的懷恩堂聚會，她的健康漸差，由國防醫學院護理系學生輪流照顧，不幸於1999年跌倒而骨

折，之後靠輪椅行動度日。2000年周美玉獲頒醫療奉獻獎，由別人代領，同年十月再次跌倒傷及腦部。接受開刀卻未能回復清醒，2001年3月13日心肺衰竭逝世，享年92歲。

　　周美玉終生未婚，將其一生獻給了耶穌基督和軍陣護理，是國防醫學院及臺北榮總的護理開創者，逝後安葬於國軍示範公墓國軍忠靈殿，她是護理出身的軍醫少將第一人！

臺大護理學系首位系主任　　余道真（1912-1996）

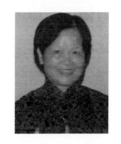

　　余道真，1912年出生於中國廣東，畢業於協和醫學院護理系。協和醫學院是倫敦教會於1906年創立，為引進西方醫療和教育幫助中國現代化而設立。1920年該校護理系成立，當時是中國最高水準的護理科系，畢業生許多投入中日戰爭時的軍陣護理工作，余道真後來隨著國防醫學院護理系於國共戰爭後撤退來臺。

　　臺灣之護理發展，原始於清末西方醫療傳道人員來臺時期，當時有受過現代化西式護理教育的女宣教士，或是宣教士的夫人，這些在教會醫院工作的護理前輩在醫院草創時期幫忙醫師照顧病人或訓練臺灣本地的助手協助醫療傳教的工作，但當時尚無正式的護學校或教育可以培養臺灣的護理人才。到了日治時代，日本政府雖在臺灣開始設立了醫學

校，但仍無正式護理教育的開辦。最早臺灣女性學習現代護理的是陳翠玉女士，她是前往日本的要教會學校聖路加女子專門學校，學習現代護理並受完整訓練的第一人。

陳翠玉從日本回臺後大力推動臺灣護理與國際接軌，由於她的英語傑出，與聯合國世衛組織關係良好，對於二次戰後美援重建臺灣醫療體系和公衛防疫都發揮了重大影響力。之後國民政府來臺，國防醫學院及協和醫院體系的護理人才，隨著軍方系統進入臺灣。而戰後初期陳翠玉曾擔任臺大醫院護理主任並創辦臺大護校，但後來她因改革理念與國民政府不合，又在二二八事件中險遭波及，在國際友人協助下離開臺灣前往世衛組織任職，臺大護校也因之停辦。

1956年臺大校長錢思亮邀請國防體系的余道真，協助設立臺大醫學院護理學系，當時更獲得美國國際發展署之金援，而美國醫藥援華會也對臺大護理系館、圖書雜誌、護理人員之進修大力協助，可說是美國的援助奠定了臺灣護理教育現代化的基礎。當時世界衛生組織也派了不少顧問前來臺灣協助護理教學和提供護理人員進修的獎學金，余道真的協和出身背景有助於美援的充分支持，讓臺大護理學系不少人才前往美國接受了深造的機會。

余道真當時是國防醫學院護理系僅有的兩位教授之一（另一位是周美玉教授），她願來臺大也因其先生姜藍章醫師任職於臺大X光科，而加以鼓勵有關。她在臺大服務了15年，為臺大護理學系奠定了基礎，培養了不少優秀的學生，

她也擔任過中華民國護理學會三任的理事長。她的學生感念她對護理教育的貢獻，為她設立了「道真護理教育研究基金會」。1996年11月20日余道真逝世，享年85歲，留下臺大護理學系師生永恆的懷念！

臺北護專公衛先驅　朱寶鈿（1914-2009）

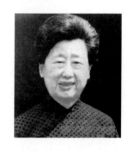

　　1914年生，廣東人，初中時於寄宿家庭中生活，十幾位同學同住於一間大寢室中，遇天冷時，都免不了傷風感冒，同睡一房經常交互傳染。學校的公衛護士，建議校方在寢室兩旁加裝窗戶，保持空氣流通避免感冒蔓延，並陸續添購醫療設備，維持同學的健康。因著這段經歷讓她矢志投身於公共衛生的工作。1933年入北平燕京大學醫護預科，後又赴協和醫學院護理系就讀，再赴美哈佛大學攻讀公衛碩士。1949年來臺，服務於中央衛生實驗院，投入公衛護理。她先到桃園市復興區和新竹縣推廣公衛工作，並負責主持各地護校學生分組前來實習家庭訪視的訓練課程。1954年，省立臺北護專成立後，在徐藹諸校長的邀請下，出任該校教授兼教務主任。1958至1984年，她在該校先後擔任教授、教務主任及校長的職務，1984年退休。

　　早年臺灣民眾欠缺公共衛生知識，1956年，她協助婦工

會成立婦女之家，指導婦女保健、推展下鄉服務，演話劇、辦衛生展覽會，辦托兒所及各類家庭衛生活動。朱校長常向婦女宣導避孕和產婦衛生知識，鼓勵孕婦到醫院產檢，以確保小寶寶的健康；訪視時碰到產婦即將臨盆，她便跟著子弟充當起助產士，幫忙接生，並示範如何照顧新生兒之衛教。她編著有公共衛生護理教科書，並身體力行帶著學生進入萬華貧民區，以親力親為的方法改善家戶衛生，還以活潑的廣播劇、母親會，教婦女節育知識。公餘之閒也致力將公衛的經驗融入教學中，以生動活潑的方式，讓學生學習如何解決工作中的難題。朱校長終身未婚，以校為家，主動聆聽學生的聲音，教導學生解決問題的方法，她平易近人與親和力讓學子們感念。朱校長主導制定護理評估制度，強調臨床實務，開啟臺灣護理專業的一頁。

朱寶鈿多次擔任中華民國護理學會理事長職務，1963年到日內瓦開會，向國際護理學會建議以南丁格爾女士生日5月12日為國際護士節，隔年大會通過實施，從此全世界就以這一天慶祝護士節。2010年臺灣護理學會更名為國際護師節，將「護士」提升至「護理師」的層級。

在後輩眼中，朱校長是無缺點主義，律己甚嚴，但寬以待人。她要求凡事動手做，不能只追求理論，貼近病人才能知道病人真正的問題並解決。她一生簡樸克己，但樂於助人，她省下的一點一滴，都拿來資助學生深造、捐款公益團體或支援學生學費，終其一生奉獻予護理教育，被譽為臺

灣現代護理前鋒，2002年獲頒第12屆醫療奉獻獎，2009年去
世，享年96歲，終生奉獻於護理界，乃護理人員之典範！

臺灣第一位護理學博士　余玉眉（1938~）

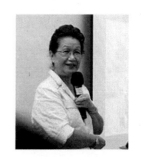

　　余玉眉，1938年出生於日治時代
臺灣嘉義，其父親余滋潤醫師原本期
望她習醫，但青春年華少女的她卻
喜愛文學和哲學，後來選擇護理為志
願卻不減其年輕時候的愛好，她一直
將護理當作人本主義的專業，深受存
在主義大師法蘭克醫師的影響，法蘭
克在集中營裡受盡折磨，探索生存的意義。余玉眉一生從事
護理工作或教育學生始終推廣「以人為本」、「生命存在」
的意義，她認為「護理人員首要協助病人」，而且要擇善固
執，認為對的就要堅持到底。

　　1956年臺大護理學系成立，余玉眉等19位臺大首屆護理學
系學生享受了自由的學習和嚴格的訓練，余玉眉感念系主任
余道真教授亦師亦友的呵護，畢業後留在臺大護理學系工作，
之後受到臺大醫學院長李鎮源鼓勵前往美國進修並希望她學成
之後要回母校貢獻，1966年她獲得匹茲堡大學護理教育碩士學
位，後來又於1979年取得匹茲堡大學的哲學博士學位，是臺灣
第一位取得博士學位的護理人員。除了在臺大護理學系任教，

余玉眉於1978年到1984年期間擔任臺大護理部主任，任內特別重視護理的人性化和專業化，她對護理人員只有兩項要求：「第一、不要把犧牲兩個字掛在嘴巴，第二、不要增加病人的負擔。」她導入科學化管理，重整護理人員資源分配、設立品管和在職教育小組，開創護理長儲訓計畫，推行單一劑量藥物配送制度，為臺大醫院的護理專業發展奠定了基礎。

余玉眉是第一位將人類學田野調查方法運用在臨床護理個案研究的學者，她強調要與病人站在同一路線，收集病人的處境觀點，然後對收集的資料內容進行分析，1991年她曾出版《質性研究》，除了方法論之外並收錄多篇師生研究的論文，她在臺大護理研究所教授學生，要學生透過病人眼光學習重新看世界，重新看護理，重新看見人存在的意義！1988年至1995年余玉眉被當時衛生署長施純仁邀請出任保健處處長，負責推展「國民保健計畫」，她以國民健康資料分析，將人生分五個階段，規劃完成健康促進、健康維護及預防保健三大方案，指出國民健康的決定因素不只醫療體系，還有公共政策、法案制定、環境因素等都很重要。她可說是全方位的臺灣護理領導人才！2000年，余玉眉又擔任陽明醫學大學的護理學院院長，她也擔任過國際護理學會的理事及副理事長，在國際上提升了臺灣護理的能見度。

余玉眉終身奉獻給護理，她說學習護理終生受用不盡，出發點就是關心人、關心整體的人。她得過許多學術和行政貢獻的獎章，1995年的臺灣傑出護理人員專業貢獻獎應該是她

最高興得到的肯定。2009年她還獲頒「泰國皇太后公共衛生獎」全球獲獎者只有九位，可見國際對她傑出貢獻的重視！

心繫全責護理的護理領導者　　周照芳（1940-2022）

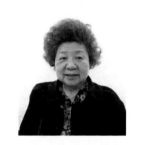

　　周照芳，1940年出生於新竹的望族，祖宅證善堂是新竹的知名建築物，她的父親周炳煌畢業於臺北帝國大學醫學專門部，在新竹西門街開設診所是著名的小兒科醫師，診所門庭若市，求醫的病患為數甚多。周炳煌行醫對窮人非常照顧，交代護士不准向欠繳費用的病人催討醫藥費，每逢舊曆年就把病人積欠帳單銷毀，過節時也會到廟裡佈施米糧濟助窮人。自小父親就交代診所員工不准將她當千金小姐對待，又常帶她去佛堂聽印順法師講經禮佛，出門常幫她備些零錢，以備不時之需可幫助別人，所以周照芳從小心中就種下了「助人行善」的種子！竹師附小畢業，她考上新竹女中，成績優秀也是各種球類比賽的選手，大學聯考時第一年考上師大數學系，讀了一年覺得數學太單調，第二年重考入臺大護理學系，從此走上她一生奉獻護理專業助人行善的道路。

　　周照芳來自醫師家庭，又學護理，所以大學尚未畢業就有不少年輕醫生上門來提親，那時她的舅舅曾任竹師附小訓

導主任，想到有位學生陳榮基是竹中畢業保送臺大醫科，就
扮演月下老人介紹兩人交往，她對陳榮基出生貧苦家庭卻力
爭上游又充滿慈悲胸懷非常欣賞，兩人在1964年一起從臺大
畢業後，於1965年完成終身大事。從臺大護理學系畢業後，
她在臺大醫院神經精神科擔任護士並兼護理學系助教，之後
前往美國威斯康辛大學取得護理碩士學位，後來回臺大任教
期間又曾前往美國學習護理行政管理，之後升任護理長還曾
擔任臺大護理部最年輕的副主任，之後做護理學系副教授及
護理部主任。任內爭取護理人員夜班費、薪資俸點、主管加
給，甚至爭取修訂護理人員法，可說是最積極維護護理人員
權益的主管，因為她覺得醫師治療病人固然重要，但持續的
病人照護幾乎全靠護理人員，護理人員的辛苦和待遇福利不
成比例，所以為護理人員爭取合理權益才能保障病人的照護
品質。她甚至在擔任臺北縣護理師護士公會理事長時，帶領
護理人員召開記者會並向銓敘部及立法院陳情抗爭，充分發
揮了護理領導者的角色令人印象深刻！

　　1991年9月，周照芳帶領臺大護理同仁完成擁有百年歷史
的臺大醫院搬家工作，醫院從常德路舊院舍有將近千名住院
病人，在半夜凌晨搬至中山南路新院舍，她站在安全島上在
警車協助下指揮全局，連續十多個晚上完成這項空前任務，
值得寫下臺大護理史一頁，1994年她獲頒衛生署第一屆「護
理專業奉獻獎」。但她更想實現的是倡議多年的全責護理制
度，她一直認為照顧病人的責任應完全由醫院和受過訓練的

護理人員承擔，而不是像臺灣許多家屬還在醫院中幫病人餵食、灌藥、擦澡甚至協助醫療檢查，所以她曾在臺大心臟內科病房試辦全責護理，更在1997年與夫婿陳榮基一齊前往恩主公醫院幫忙時，她擔任副院長推動了全責護理的制度，每天在巡視病房時家屬向她反映，醫院實施全責護理確實讓他們身心壓力倍減，這是她最感欣慰的事，她最希望的是有一天全責護理的制度能在全臺灣早日落實！2016年周照芳獲頒周大觀文教基金會的「全球熱愛生命獎章」。2022年周照芳過世，享年83歲。

不斷學習成長的護理科長　林鳳嬌（1921-2010）

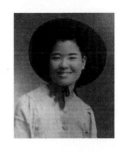

　　林鳳嬌，1921年出生於日治時代貧困的桃園農家，小學畢業後只讀了一年高等科，就被她的二哥叫去宜蘭做女工，但她不放棄繼續學習的機會，二哥結婚後她又回到桃園跟著大嫂學裁縫。當時日本政府為了發動戰爭開始在地方組織「女子看護班」，召集地方婦女參加為期六個月的密集護理訓練，林鳳嬌在1938年參加了半年的課程並以第一名成績結訓。之後她隨大哥搬到高雄，在州廳裡擔任水道課雇員的工作，有一天因公出差前往臺南，看到火車上有「新樓基督教醫院護士、助產士訓練講習所」的牌子，

　　她打聽之後去報名考試，竟然考了第一名被錄取，因為她已有一些看護訓練，學習過程很順利，並考取護理助產執照，但當時不敢去執業，後來經人介紹到臺北後車站胡水旺醫師的耳鼻喉科醫院工作，兩年後她回到家鄉和一位開業的助產士一起執業。她們一天有時要接生三、四個小孩，順利生產當然沒問題，遇到難產就忙得緊張又害怕，經驗多了反而讓林鳳嬌更不敢自己開業，因為她覺得兩條人命在手上壓力太大，所以她開始想轉換跑道！

　　1941年日本政府創設「臺灣保健協會」並於臺北設立「保健館」，由日本學護理返臺的陳翠玉擔任護理部主任推展全臺保健工作，之後隨著戰事激烈，為培訓護理人員又開辦臺灣地區保健婦養成計畫，各地方州廳推薦護理人員參加訓練，林鳳嬌參加了第一期訓練後被分發至高雄州的保健所服務，當時臺灣已開始受到美軍轟炸，每天她們都得躲避空襲又得救助傷患！1945年二次大戰結束，林鳳嬌回歸保健館編制，1946年被臺灣省行政長官公署派往桃園復興鄉及新竹尖石鄉做山地衛生保健教育。當時重點工作就是婦幼衛生，為減少產婦及嬰兒死亡率，對孕婦調查及產前檢查和產後健康管理。1949年至1953年，林鳳嬌又被保健館派至臺北縣中和鄉的示範站擔任護理長，在當地，她結合地方資源組織媽媽會、兒童會，順利展開工作，獲得相當的成果，因此後來聯合國兒童基金會和省衛生處合作成立「臺灣省婦幼衛生委員會」設在臺中衛生院時，她又被借調到臺中的婦幼衛生委員會，

1953年起開始分批調訓各縣市衛生局及鄉鎮市衛生所的工作人員，在臺中示範門診和工作站展開基層人員的訓練。

　　1959年「婦幼衛生委員會」擴大改制為「婦幼衛生研究所」，林鳳嬌擔任第四組主任，負責護理工作之計畫、訓練、輔導及相關調查研究工作。這時她終於有機會獲得WHO的獎學金，得以赴夏威夷大學攻讀護理學士的學位，並順利於1962年取得學位。學成後歸國，她被當時省衛生處長許子秋調任衛生處擔任第五科科長，負責公共衛生護理與助產、醫院臨床護理等工作。林鳳嬌長久與基層工作人員接觸，深知婦幼衛生保健工作的問題，所以她在衛生處主持護理行政可說駕輕就熟，1986年，林鳳嬌從衛生處服務任滿退休，她又在臺中婦幼衛生保健中心擔任執行秘書，五年後才真正休息。1995年與2008年她先後獲衛生處與臺灣護理師護士公會表揚，她一生寫下了不斷挑戰自己學習上進的護理生涯。2010年她逝世，享年90歲。

彰基護校校長　華仁愛（1909-2011）

　　華仁愛（Jeane Walvoord），1909年6月9日生於日本，她的父親是美國派往日本的宣教士在日本一所基督教學校擔任校長14年之久。在她十歲那一年，父親要逝世前，她們全家圍繞在父親床前禱

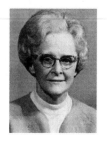

告，她聽到了聲音說：「Jeane妳長大了要做宣教師。」從此
她立志要學習父親走上傳教的路！父親過世後，母親帶領家
人回到美國並去Hope College擔任舍監，讓她們三姊妹得以完
成大學課程。之後，華仁愛又進入密西根大學的研究所進修
健康與護理課程，並取得公共衛生碩士學位，1931年她受教
會差派前往中國廈門的教會醫院服務，期間曾患了大病被送
回美國休養一段時間，之後又被派往菲律賓服務。1954年，
彰化基督教醫院蘭大弼院長邀請她來臺灣，正值英國來的賀
恩惠姑娘返國度假，就由她接任彰基的護理部主任，1955年
彰基為了訓練護理人才設立了護理學校，她擔任校長並主授
內外科看護學與公共衛生課程，當時為中部地區培養了不少
護理人才。在1961年同屬美國歸政教會差派來臺的臺北馬偕
醫院院長羅慧夫，也邀請她前往馬偕醫院擔任護理部主任兼
任護理學校校長，當時彰基的護理學生就前往馬偕受訓兩年
再回彰基實習，兩校合作了六年之久，培養出來的畢業生多
能通過考試成為優秀的護理人員。

　　華仁愛在醫院中從事護理工作是抱著「基督的愛」來
回應上帝照顧弱小病患的呼召，她每天早上巡視病房，探視
病患詢問病情，對病人親切又鼓勵，她分享上帝的信息給受
苦的病患，因為她相信：「愛是最好的良藥，愛使生命更有
意義，使世界更美好。」此外她的公共衛生專長讓她重視疾
病的預防工作，她成立了彰基的公衛部門，深入社區及偏遠
鄉間從事巡迴義診及衛教工作，她又編寫「公共衛生」教科

書，並訓練公共衛生護士，這是1960年代臺灣護理界最早的公共衛生教材！一直到1974年，華仁愛從馬偕退休，當時臺灣政府頒給她「好人好事」的獎牌，感謝她對臺灣護理界和公共衛生的貢獻。她回到美國陪伴年邁的母親，照護她的母親到過世後，仍在美國的教會參與巡迴宣教的工作，一直到她93歲都還是教會機構的義工，真的實現了她對父親的許諾：「要成為一個救人靈魂的宣教師」。

　　華仁愛終生以護理工作和公共衛生的事業奉獻於「全人醫療」，將「靈性關懷」注入護理和公衛的服務。2011年11月，她因跌倒骨折，雖經開刀治療，但年歲已高終於在12月4日安息主懷，享年102歲。她所播下愛的種子繼續在臺灣發芽茁壯！

門諾護校創辦人　馬素珊（1923～）

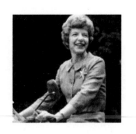

　　馬素珊（Susan Martens Kehler），1927年10月15日生於加拿大，她畢業於美國舊金山大學的護理研究所，自小時即是虔誠基督徒的她，早就立志要從事醫療傳道的工作，要將所學護理專業貢獻給遙遠的國度欠缺醫療資源的地方，當她決定要遠離家鄉前往陌生的臺灣後山花蓮服務的時候，她年邁而臥病的父親為最鍾愛的女兒祝福：「去吧！做個最好的護士為上帝服務！」那是北國飄雪的季節，

馬素珊告別了雙親隻身搭上遠渡太平洋的輪船,航向未知的
島嶼,她在心中向上帝祈求為她開啟護理傳道的一條路,她
將成為善良的白衣天使,在黑暗痛苦的角落為上帝點上明
燈,她祈求上帝給她力量去面對艱苦的挑戰!

　　1958年,馬素珊搭船來到臺灣基隆,她在臺北先學了兩
年中文之後她到了花蓮參加門諾教會和醫院的事工,那個年
代東部花蓮的交通仍不方便,建設還很落後,尤其原住民部
落生活環境、公共衛生、醫療資源都很欠缺。美國門諾會的
醫療人員在花蓮從事山地巡迴醫療並且開辦門諾醫院,馬素
珊是當時投入門諾醫療工作當中,唯一接受過現代護理教育
的碩士,可能也是當時東部臺灣唯一有護理專業背景的教
師,她為了訓練當地的護理人才,非常勇敢的提出創辦「門
諾護校」的想法並獲得院方的支持,在門諾的護理教育以
「為主服務」即時提供身體、心理、靈性以及社會的全人照
護,承接宣教士傳揚福音的理念及現代護理的專業需求。馬
素珊以身作則帶領學生從臨床的護理計畫、照顧病人,到醫
院的護理行政制度建立,以及護校的教育和人才培訓,她在
花蓮奉獻了34年的歲月。幾乎花蓮人尤其是原住民都知道門
諾的馬護士,她總是笑臉迎人,對病人的關心和體貼讓病患
家屬都喜歡找她,而花蓮的大街小巷也常常看到她騎車探訪
病人的身影!

　　門諾護校培養出來的護理人員不只專業技能優秀,更
是充滿服事上帝的愛心,雖然馬素珊不刻意傳教,但學生們

受到她的信仰和奉獻精神的感動，很多都成為志願服事的基督徒。但是門諾護校不同意政府派教官來上軍訓課，所以無法通過政府立案的要求，馬素珊雖然爭取到農復會的經費支持，可以擴建設施，提供更多照顧原住民健康的醫護人員訓練，但因教育部不准註冊，1973年門諾護校結束招生，馬素珊總共為門諾培養出125位優秀的護理人員。

每當思念故鄉的時候，馬素珊會坐在花蓮海邊，遙望太平洋彼岸，她奉獻臺灣34年後退休，於1992年回到加拿大養老，1993年臺灣頒給她「醫療奉獻獎」，2006年她被當時選高雄市衛生局陳永興局長成立「臺灣醫療史料文物中心」評選為「臺灣護理典範」，同時入選的有臺灣第一位護理開拓者陳翠玉和接生超過四萬名嬰兒的洪寶帶！

接生四萬多嬰兒的助產士　洪寶帶（1913-2003）

洪寶帶，1913年出生於日治時代的高雄州岡山，父親當警察。她7歲時母親感染霍亂而身亡，13歲時父親又失明，家裡生計落在她的身上。高中畢業後考上當時總督府立臺北病院（今臺大醫院）附設的護理助產學校，當年總共錄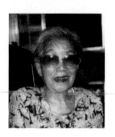取13人（包括日籍學生，而她是臺灣人中的第一名），畢業後她為照顧家庭放棄在大醫院的工作機會，返回家鄉橋頭開

設助產所。由於當時鄉下尚無專業的婦產科醫師,即使受過專業訓練的合格助產士也非常少見,她的接生專長馬上就有了知名度,鄰近鄉鎮岡山、燕巢甚至高雄市區都有人要找她接生,鄉下交通不便,她通常靠步行或騎腳踏車出外接生,有時為趕時間還冒險沿著火車鐵道快行,讓隨行的產婦家屬為她捏把冷汗。洪寶帶非常體貼窮苦人家,她對接生費用從不計較,遇到付不出費用的貧窮人家,她不但免費服務,還會送給產婦奶粉、尿布並提供新生兒產後照顧,讓被接生的人家備感溫暖,她的技術熟練,碰到困難複雜的狀況,也都能鎮定從容的化險為夷,確保母子平安,贏得了橋頭「王先生」(因其先生姓王)的稱譽。

　　從1957年起,洪寶帶詳細記錄了她接生過的產婦姓名、年齡、胎數、地址及胎兒性別,她的接生簿多達十多本,密密麻麻的紀錄了許多被她接生過的名人,譬如橋頭出身的前內政部長余政憲和前省議員余玲雅姊弟,前高苑工商校長黃志華……等地方人士,而她接生的胎兒有的竟高達第九胎、第十胎,可見那個時代臺灣高生育率的情況。洪寶帶的媳婦戴麗鳳後來也加入助產士的行列,她們兩人在地方服務加起來超過70年,總共接生過四萬多個嬰兒,這真的是令人讚嘆的接生紀錄,對橋頭鄉和鄰近鄉鎮的人來說,她真的是「生子娘娘」為地方鄉親做出極大的貢獻!但洪寶帶不只是在助產士的專業有所貢獻,她篤信基督,也在教會擔任執事及長老,對宗教服事非常奉獻,她又關心地方教育擔任高苑工商

學校的董事，也義務支援仕隆國小幼稚園的講習所擔任老師，她又設立三德村托兒所，也曾擔任高雄縣助產士公會理事長職務，可見她對社會公益和地方事務的關心和積極參與。此外她還擔任紅十字會終生志工，對孤兒院、救濟院經常給予贊助，多次獲頒「模範老人」的表揚，2001年她獲頒第十一屆「醫療奉獻獎」。

　　2003年1月30日，高雄市衛生局長陳永興設立臺灣首座醫療史料文物中心開幕，洪寶帶珍藏六十多年的接生紀錄簿和她日治時代的助產士證照都公開展出，吸引了不少醫界、護理界的晚輩前往參觀。同年她過世，享壽91歲。2006年5月9日，國際護士節在高雄市的聯合慶祝大會，播放「尋找臺灣護理典範」的影片，紀錄了臺灣第一位學護理已故臺大護校校長陳翠玉，第三屆醫療奉獻獎花蓮門諾護校校長馬素珊及臺灣助產士先驅的洪寶帶三人的事蹟，留給了年輕一代護理人員永遠的懷念和追思！

魚池之母　王林添汝（1914-2005）

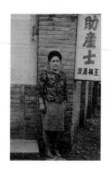

　　王林添汝，彰化人，出生於書香門第，家中兄弟姊妹都受過大學教育。她畢業於彰化女子高校，後就讀臺灣總督府醫學校助產科，再赴日進修護理一年，是當時極少數的高學歷助產士。返

臺後，1933年在當時南投魚池鄉鄉長遊說下，遠赴偏遠的魚池鄉衛生所擔任公共衛生助產士。自此畢生奉獻在南投縣魚池鄉，1974年時，她從衛生所退休，鑑於魚池鄉缺少有執照的助產士，而繼續在當地執業，直至1993年服務一甲子，經她接生而出生的新生兒至少有兩萬人以上。2002年獲頒第十二屆醫療奉獻獎，該年母親節前夕，鄉長廖學輝頒發「魚池之母」金匾，感謝她對魚池鄉的貢獻。

在當時，相較於彰化的繁華，魚池鄉是十足的鄉下，堪稱窮鄉僻壤。在彰化接生還有車子代步，在魚池鄉道路全是石子路，交通必須靠雙腿，接生一趟，必須來回走上好幾個小時。一年四季，無論颱風或刺骨寒風，無論白天黑夜，接到任務就是使命必達，有時必須跋山涉水，甚至冒雨前進，其中的艱苦，令她數次痛哭並萌生「落跑」的念頭。即使如此，她還是憑藉一股傻勁，堅守魚池鄉，一幌就是一甲子，有人戲稱魚池鄉一半以上人口，都是「老產婆」拉拔出世的。王林添汝不是接生完就算了，還提供「產後服務」，產後三、六、九天，都來到家裡幫小孩洗澡、護理臍帶，直到孩子落臍為止。在魚池鄉詢問「王林添汝」絕大部分可能搖頭不知，但談到「老產婆」，可說是無人不知、無人不曉。

王林添汝嫁給同在鄉公所工作的在地人王福明，長子是留日名醫王輝生。她懷第二胎時，某次騎腳踏車外出接生，不慎滑倒流產，使她萌生一男一女後就結紮，專心替別人接生的信念。結紮在多子多孫多福氣的年代是很前衛的觀念，她甘願

花費更多的時間在照顧別人的孩子，這種無私的奉獻令鄉民敬重。長子王輝生回憶：「小時候和母親一起去接生，只要看見產婦家境貧困，母親不僅接生免費，有時甚至還自掏腰包，為她們買營養品、捐舊衣服讓她們做孩子的尿布」。

2005年9月6日王林添汝因癌症在日本去世後，家屬遵照她的意願安葬在魚池公墓。2009年先生王福明在日本辭世，享壽96歲，與林添汝被各界尊稱為「魚池鄉之父與母」。鄉長廖學輝等人協助將夫婦倆生平事蹟集結成冊出版《我永遠的故鄉魚池鄉》一書，追念夫婦對魚池鄉的貢獻。

王林添汝的兒子王輝生留日取得京大醫學博士學位，在日行醫。自幼受家庭的影響，養成他濟弱扶傾、伸張正義的個性。2000年京大校友李前總統卸任後，希望能赴日本訪問，卻受中國阻擾；他遂發出了18,000封信函，邀請京大醫學系和農學系的師生和校友簽名連署支持李登輝先生的「日本及母校京都大學訪問」應援運動，是促成李前總統訪日的重要關鍵之一。母子對臺灣的奉獻足以為典範。

澎湖阿嬤，上帝的天使　白寶珠（1919-2008）

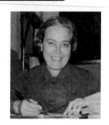

白寶珠（Marjorie Ingeleiv Bly），1919年5月30日出生於中國的河南，因為她的父母是美國信義會派往中國傳道的宣教士，1926年在當地由於戰爭炮火猛烈的波

及，他們全家被紅十字會營救回到美國。1941年她在明尼蘇達州菲爾德的聖尤拉夫學院取得生物學和社會學的學士學位，並於1944年再取得菲爾威護理學校的護理師資格，畢業後她不忘前往中國從事傳道和護理的工作，1946年她真的獲信義會派遣前往，但抵達中國時國共內戰已爆發，她只能跟著國軍一路撤退，在1949年又返回美國，在施肯恩醫師的診所服務。沒想到不久竟然接到來自臺灣的美國宣教士孫理蓮牧師娘的信，邀請她到臺灣的樂生療養院為痲瘋病患服務，1952年終於在信義會差派下來到樂生療養院為痲瘋病患服務，1955年她又與潘錦章在澎湖開設「特別皮膚科門診」，推廣「全人、全程、全家、全社區關懷」的痲瘋病人照顧工作。

早期臺灣社會對痲瘋病人還是有很多的誤解、排斥，大部分病患會被隔離，且因害怕、畏懼而沒有得到好的照顧，白寶珠不僅滿懷愛心毫不拒絕的接受病人，她挨家挨戶尋找病人，勸家屬帶病人接受治療，並鼓勵病人有信心回歸社會，由於她的信心、天真、善良感動了澎湖人，「白姑娘」成為澎湖人家喻戶曉的人物，她走遍澎湖大街小巷及每個島嶼，四處演講，為澎湖的痲瘋病人就醫就業不斷奔走，此外她也關心許多澎湖生活困難的民眾和越南難民，她的工作不只被世界衛生組織讚許為最合乎人性的醫療，她也使澎湖成為全臺灣照護痲瘋病人的典範。1994年她得到「醫療奉獻獎」時，媒體爭相要採訪她，她卻一口回絕且謙虛的說：「應該頒獎給我的病人，他們不但合作而且勇敢，看他們可

以工作，在外面喝咖啡、唱卡拉OK，這種喜樂是最好的治療！」在她不斷努力之下，經過五十年終於在2006年讓痲瘋病人走入澎湖的歷史，而「白姑娘」也已經變成了「白阿姨」，又變成了「澎湖阿嬤」！

　　她的一生完全奉獻給澎湖，自己生活簡樸，住在租來的房子，幾乎所有的錢都花在病人的照顧上，由於長時間幫助病患刮腳皮做皮膚切片，又在顯微鏡下工作，她晚年視力變差幾乎全盲，行動不便的她只好住進澎湖醫院的護理之家，但她不以為苦也不覺得遺憾，因為她說可以早期發現早期治療病患是最重要的工作。在美國的家人希望她回故鄉養老，她說：「澎湖，是我的家」，白寶珠在澎湖奉獻了56年的青春，她希望自己的骨灰撒在澎湖的大海。1990年澎湖縣政府頒給她榮譽縣民及好人好事代表，2002年她獲內政部頒發永久居留證，2007年陳水扁總統頒給她「紫色大綬景星勳章」，2008年她回到上帝的懷抱。家人遵照她的遺願將她的骨灰撒在澎湖海域，這位上帝賜給澎湖人的天使，從此永遠擁抱著澎湖！

安寧照護的推手　趙可式（1948～）

　　趙可式教授1948年出生於上海，1972年臺灣大學護理學系畢業，1989年獲美國Case Western Reserve University腫瘤護理碩士，1993年取得美國Case

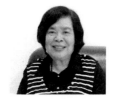

Western Reserve University 臨終照顧與安寧療護博士。1993年擔任財團法人天主教康泰醫療教育基金會癌症末期照顧組主任迄今，1994至1999在國立陽明大學兼任副教授，1996至2015於國立成功大學醫學院護理學系副教授、教授，2015年退休後獲聘為名譽教授。趙教授自從事護理工作開始，就很關心癌末、臨終病患的照護與權益，1989年在英國見識到的「安寧緩和醫療」，就開始推動臺灣安寧照護，奮鬥十年，2000年立法院三讀通過「安寧緩和醫療條例」，臨終病人終於可以依照個人意願選擇緩和性醫療，讓自己有尊嚴、平安的渡過餘生。趙教授於2004年獲頒第14屆醫療奉獻獎之特殊貢獻獎，實至名歸。

　　早期的醫療，生死話題是醫病關係的禁忌，往往醫師都會被囑咐，不能告知病患自己將會面臨死亡的事實。趙教授於護理學系畢業後，曾在榮總重症病房服務，看到病患因為受不了長期、看不到盡頭的病痛折磨而選擇自殺，備感痛心與挫折，開始自修研究「hospice（安寧緩和醫療）」，為此赴美進修，並在英國學習。進修期間目睹安寧醫師對病患如實告知病情並一起面對死亡的態度，讓病人最終能夠有尊嚴的離世，這樣的醫病關係的經驗讓他立誓有生之年，要在國內推展安寧療護。

　　返國後，趙教授積極著手推動安寧緩和醫療系統，她做居家護理，同時四處演講，理念受到當時的國大代表江綺雯支持，1993年開始推動安寧立法，立法院在2000年通過了

《安寧緩和醫療條例》；2012年推動病人自主權立法，2015年通過《病人自主權利法》立法。讓病患活著有尊嚴，也能好好的離世。趙教授四處演講、推動宣導安寧療護三十年，認為安寧療護本質是以病人為中心、對生命最善美的撫慰，人性的照護也無須避諱死亡話題。

　　雖然臺灣兩度在新加坡「連氏基金會」委託「經濟學人智庫」（Economist Intelligence Unit）進行的全球「死亡品質」（Quality of Death）評比中名列前茅，長年高居亞洲第一。但趙教授還是認為這只是樣板，臺灣目前安寧醫療良莠不齊、人力短缺，也欠缺品質稽核制度及把關，這都是需要主管單位積極面對解決的。身患癌症的趙教授雖因身體狀況減少公眾活動，但她仍以親身體驗安寧照護，並持續地呼籲推動有品質的安寧照護制度，實乃臺灣安寧照護的巨大推手。

参考資料

《臺灣醫界人物百人傳》、《臺灣醫界人物百人傳・續集》（陳永興著，玉山社）。

讀歷史163　史地傳記類　PC1127

臺灣護理發展簡史

策畫主編 / 台杏文教基金會
作　　　者 / 周傳姜、方惠芳、劉玠暘、張秀蓉、楊美賞、邱啟潤、胡文郁、
　　　　　　陳靜敏、陳永興
責任編輯 / 鄭伊庭、陳彥儒
圖文排版 / 陳彥妏
封面設計 / 王嵩賀

發 行 人 / 宋政坤
法律顧問 / 毛國樑　律師
出版發行 / 秀威資訊科技股份有限公司
　　　　　114台北市內湖區瑞光路76巷65號1樓
　　　　　電話：+886-2-2796-3638　傳真：+886-2-2796-1377
　　　　　http://www.showwe.com.tw
劃撥帳號 / 19563868　戶名：秀威資訊科技股份有限公司
　　　　　讀者服務信箱：service@showwe.com.tw
展售門市 / 國家書店（松江門市）
　　　　　104台北市中山區松江路209號1樓
　　　　　電話：+886-2-2518-0207　傳真：+886-2-2518-0778
網路訂購 / 秀威網路書店：https://store.showwe.tw
　　　　　國家網路書店：https://www.govbooks.com.tw

2024年4月　BOD一版
2024年6月　BOD二版
定價：350元
版權所有　翻印必究
本書如有缺頁、破損或裝訂錯誤，請寄回更換

讀者回函卡

國家圖書館出版品預行編目

臺灣護理發展簡史 / 周傳姜, 方惠芳, 劉玠暘,
張秀蓉, 楊美賞, 邱啟潤, 胡文郁, 陳靜敏, 陳
永興作. -- 一版. -- 臺北市：秀威資訊科技股
份有限公司, 2024.04
　　面；　公分. -- (史地傳記類)
BOD版
ISBN 978-626-7346-79-2(平裝)

1.CST: 護理史　2.CST: 臺灣

419.6933　　　　　　　　　113003868